U0351821

实用创伤骨科
诊疗精要

牛海平　著

吉林科学技术出版社

图书在版编目（CIP）数据

实用创伤骨科诊疗精要 / 牛海平著. -- 长春：吉林科学技术出版社, 2018.4（2024.8重印）

ISBN 978-7-5578-3896-6

Ⅰ.①实… Ⅱ.①牛… Ⅲ.①骨损伤－诊疗 Ⅳ.①R683

中国版本图书馆CIP数据核字(2018)第075573号

实用创伤骨科诊疗精要

出 版 人	李　梁	
责任编辑	孟　波　孙　默	
装帧设计	孙　梅	
开　　本	787mm×1092mm　1/32	
字　　数	173千字	
印　　张	6.125	
印　　数	1-3000册	
版　　次	2019年5月第1版	
印　　次	2024年8月第3次印刷	

出　　版　吉林出版集团
　　　　　吉林科学技术出版社
发　　行　吉林科学技术出版社
地　　址　长春市人民大街4646号
邮　　编　130021
发行部电话/传真　0431-85635177　85651759　85651628
　　　　　　　　　85677817　85600611　85670016
储运部电话　0431-84612872
编辑部电话　0431-85635186
网　　址　www.jlstp.net
印　　刷　三河市天润建兴印务有限公司

书　　号　ISBN 978-7-5578-3896-6
定　　价　68.00元
如有印装质量问题　可寄出版社调换
版权所有　翻印必究　举报电话：0431-85659498

前　　言

骨科是临床医学中重要的组成部分,随着医学的快速发展和骨科学专业分工的进一步细化,创伤骨科在近年来得到了快速的进步,尤其是在创伤骨科诊疗方面取得了积极的进展。为进一步认识创伤骨科所需要的技术和理念,本书编者总结自身多年的临床实践经验,并参阅国内外相关文献特地编写了这本《实用创伤骨科诊疗精要》。

本书对创伤骨科常见病、多发病提出诊疗策略,使其掌握如何组织和实施创伤骨科的临床诊断与治疗。内容讲述骨折概论、创伤反应与各种并发症、上肢创伤、下肢创伤及骨折的康复。在编写过程中,将科学的临床思维、渊博的医学知识及丰富的临床经验融汇合一,深入浅出、重点突出,是一本实用性的医学著作。

由于编者编写水平有限,时间仓促,书中难免存在疏漏之处,敬请广大读者批评指正。

目　　录

第一章　骨折概论

第一节　骨折的定义与分类

一、骨折的定义

骨或软骨组织因遭受暴力作用而引起的骨组织或软骨组织连续性部分或全部中断或丧失,即为骨折。骨折在生物力学特性上表现为,在外力作用下,骨组织某一区域的应力超过骨材料所能承受的极限强度而导致骨材料的断裂。如果骨骼本身伴有病变、在遭到外力时发生的骨折,则称为病理性骨折。

二、骨折的致伤机制

引起骨折的暴力主要有以下 4 种:

1.直接暴力　当外力直接作用于骨骼局部,并引起骨折者,属直接暴力;其中以工矿事故、交通事故、斗殴及战伤为多见。因暴力直接作用于局部,致使软组织损伤较重,易引起开放性骨折,尤以表浅的胫骨中下段为多见。骨折发生在前臂或小腿时,两骨折线常在同一水平面上,此时骨折端多呈横形或粉碎形。

2.间接暴力　指外力通过传导、杠杆或旋转等作用、间接地引起的骨折,以四肢和脊柱常见。骨折多发于骨骼结构薄弱处,软组织损伤一般较轻,骨折线以斜形及螺旋形为多见,在脊柱上则多表现为楔形压缩或爆裂状。如发生在小腿或前臂时,双骨的骨折线多不在同一平面。

3.肌肉拉力　当肌肉突然猛烈收缩时,可间接产生强大的拉应力,引起附着点处骨折,以撕脱骨折多见。临床上常见的有:股四头肌所引起的髌骨骨折(多为横断骨折,而跪下跌倒所引起的髌骨骨折则多为粉碎性);肱三头肌所致的尺骨鹰嘴骨折或肱骨干骨折;缝匠肌引起的髂前上棘骨折;股直肌所造成的髂前下棘骨折,及腰部肌群所引起的横突骨折等。此种骨折多较单纯,少有血管神经损伤者。

以上3种暴力可见于同一个意外系数中,例如平地跌倒、手掌着地。直接暴力、间接暴力及肌拉力可引起各个部位不同类型损伤中的一种或多种,前者多见。

4.慢性压应力　由于骨骼长期处于超限负荷,以致局部压应力增加而产生骨骼疲劳,进而骨小梁不停地断裂(可同时伴有修复过程),导致骨折。其中以长途行军的第二、三跖骨骨折和风镐手的前臂骨折等为多见。

除上述外力致伤机转外,尚与骨骼本身的解剖特点、年龄差异、健康状态及骨骼本身有无病变等密切相关。

三、骨折的分类

根据分类的角度不同,骨折的名称及种类各异,现将临床上常用的分类归述如下。

(一)因致伤原因不同可分为以下3型

1.外伤性骨折　指因外界暴力或肌肉拉力作用而引起骨骼连续性中断。

2.病理性骨折　系骨组织本身已存在病变,当遇到轻微外力,甚至无明显外伤情况下引起骨折。

3.应力性骨折　又称疲劳性骨折,由于骨组织长期承受过度的压应力,逐渐引起受力最大一侧的骨膜及骨小梁断裂,并逐渐扩大波及整个断面。

(二)视骨折程度不同可分为以下两种

1.不完全性骨折　指骨骼断面上的骨小梁部分断裂,骨骼仅部分失去连续性。可无移位或仅有轻度成角移位,以儿童为多见,其又可分为以下 5 种类型。

(1)青枝骨折:多发生在小儿长管骨,因其骨膜较厚,当遭受的外力突然终止,则可引起仅一侧骨膜及骨皮质断裂,而另侧完整。似柳枝被折断状,故又称柳枝骨折。此种骨折常在骨折端出现三角形骨块,其底边位于受力侧。

(2)裂缝骨折:以成年人多见,仅在骨皮质上出现 1 个裂隙征,骨骼的连续性大部分仍存在。

(3)楔形骨折:见于脊椎骨,尤以胸腰段受屈曲暴力影响而出现前方压缩,后方完整或基本完整的楔状外观。

(4)穿孔骨折:多见于枪伤时,弹丸仅仅穿过骨骼的一部分,而整个骨骼并未完全折断。

(5)凹陷骨折:指扁平骨,如颅骨及骨盆等,外板受外力作用后呈塌陷状,而内板完整。

2.完全性骨折　指骨骼完全断裂并分成两块或多块者,这种类型临床上最为多见。

(三)依照骨折线的走行方向不同可分为以下数种

1.横形骨折　骨折线与骨骼长轴呈垂直状。

2.斜形骨折　骨折线与骨骼纵轴呈斜形走向。

3.螺旋形骨折　多因旋转暴力致骨折线与骨骼纵轴呈螺旋状外观。

4.压缩形骨折　块状松质骨呈纵向或横向压缩、体积变小及密度增加。

5.撕脱骨折　指因肌肉或韧带突然收缩而将附着点的骨骼撕裂

者,骨折片多伴有移位。

6.柳枝骨折　如前所述,呈柳枝受折状,并出现三角形骨块的不完全性骨折。

7.粉碎性骨折　指骨骼在同一部位断裂、骨折块达3块以上者。

8.脱位骨折　关节处骨折合并脱位者。

9.星状骨折　骨折线呈星芒状向四周辐射,也可视为粉碎性骨折的一种,多见于髌骨或颅骨等扁平骨处。

10.纵形骨折　指骨折线沿骨骼纵轴方向延伸者。

11.蝶形骨折　指骨盆双侧坐骨支与耻骨支同时骨折者,因其形状似蝶状而名。

12."T"形、"Y"形及"V"形骨折　指股骨与肱骨下端的骨折线似"T"形(髁上＋髁间骨折)、"Y"形(内、外髁＋髁间)及"V"形(内外髁骨折)者。

13.爆裂性骨折　指松质骨骨折时,其骨折块向四周移位者,多见于椎体和跟骨。前者易引起脊髓损伤。

(四)视骨折后局部稳定性程度而可分为下面两类

1.稳定性骨折　指复位后不易发生再移位者,多见于长管骨的横形(股骨干横形骨折除外)、嵌入性及不完全性骨折,椎体的压缩性骨折及扁平骨骨折者。

2.不稳定性骨折　指复位后不易或无法持续维持对位者。治疗较复杂,常需牵引、外固定或手术疗法。多见于长管骨的斜形、粉碎性及螺旋形骨折等。

(五)按照骨折在骨骼上的解剖部位可分为以下几种

1.骨干骨折　指长管骨骨干部骨折者,其又可分为上1/3、中1/3及下1/3等;也可再延伸分出中上1/3及中下1/3等。

2.关节内骨折　凡骨折线波及关节表面(囊内)的骨折统称关节内骨折。需要解剖对位,治疗较为复杂。

3.干骺端骨折　长骨两端的干骺部骨折(骨折线波及关节面时,则属关节内骨折)。

4.骨骺损伤　指儿童骨骺部受累。临床上分为骨骺分离、骨骺分离伴干骺端骨折、骨骺骨折、骨骺和干骺端骨折及骨骺板挤压性损伤等5种。以骨骺分离为多见,此时可伴有骨折片撕脱。

5.脱位骨折　即骨折与邻近关节脱位并存。

6.软骨骨折　系关节内骨折的特殊类型,多需要借助关节镜或 MR等进行确诊。

(六)依据骨折端是否与外界交通可分为下面两种

1.闭合性骨折　骨折处皮肤完整、骨折端与外界空气无交通者。

2.开放性骨折　凡骨折端刺穿皮肤或黏膜,或外来暴力先引起皮肤破损,再伤及骨骼引起骨折,并与外界相交通的,即为开放性骨折。因暴力往往较大,易伤及软组织并伴有血管神经损伤,诊断时应注意;又因骨折局部多受污染,故感染的机会较大,治疗时应注意抗感染。

(七)按骨折是否伴有邻近神经血管损伤分为下面两类

1.单纯性骨折　指不伴有神经、血管或脏器损伤者。

2.复杂性骨折　除骨折外,尚伴有邻近神经、血管或脏器损伤者,多为高能量损伤所致。

(八)以人名命名的骨折

很多骨折是用首先描述该骨折的作者名字命名的,临床上常遇到的有:

1.Colles 骨折　指骨折线位于桡骨下端 2.5cm 以内,且其骨折远端向桡侧及背侧移位者。

2.Smith 骨折　指骨折线位于桡骨下端 2.5cm 以内,但其远端移位方向则与科利斯骨折者相反。

3.Barton 骨折　指桡骨远端背侧缘或掌侧缘骨折(后者又称反巴顿骨折)合并腕关节半脱位者。

4.Monteggia 骨折　指尺骨上 1/3 骨折合并桡骨小头脱位。

5.Galeazzi 骨折　系桡骨下 1/3 骨折合并下尺桡关节脱位。

6.Bennett 骨折　即第一掌骨近端纵形骨折、伴有掌腕关节脱位。

7.Pott 骨折　为踝部骨折的一种。

第二节　骨折的愈合

骨与其他组织不同，具有自身修复的能力，而且在修复过程中产生新骨将骨折处连接，恢复骨原有的大体形态及显微结构，同时也恢复骨的功能，这一现象被称为骨折的愈合。骨折的愈合需要有全身大环境及局部微环境的支持，受到应力、血供、细胞因子等的调控作用，同时不同部位的骨折或同一部位骨折的不同治疗方式，均可以导致不同方式的骨折愈合，或导致骨折不愈合，延迟愈合或畸形愈合。

一、正常愈合

骨折的愈合是骨折断端间的组织修复。在骨折愈合中，存在着坏死组织（死骨）的清除与新骨（骨痂）的生成 2 个同时进行的过程。骨折断端也逐渐由不稳定、暂时的纤维连接而逐渐变为牢固的骨性连接。

（一）正常愈合的分期

如果对于一个长管状骨，在断端血肿未清除，稳定且未行内固定的情况下，一般经历以下 3 个相互连续的阶段：

1.肉芽组织修复期　此期是骨折后机体的炎症反应阶段。骨折后，局部骨、骨膜、肌肉内的血管因遭受暴力而断裂出血，局部形成血肿。白细胞、巨噬细胞等聚集以清除坏死组织和细胞。血肿内血液在 8h 内即凝集成含有纤维蛋白的血凝块，随后血肿逐步机化，有新鲜血管长入，间充质细胞增生分化活跃。骨断端、血小板及坏死细胞等释放出细胞因子，如血小板衍生生长因子、转化因子、类胰岛素生长因子、血管内皮生长因子等。破骨细胞也进入，对死骨进行吸收。骨膜细胞分化生长活跃，逐渐分化为成骨细胞，为下一步骨折的愈合奠定了物质基础。此期在伤后2～3周完成。

2.原始骨痂形成期　外骨膜深层的细胞快速增殖生长,从远离骨折断端的部位开始,形成一层很厚的成骨细胞增殖层,成骨细胞在合适的条件下分化为骨细胞,牢固贴附于骨折断端的骨质上。由于相对的血供不足,骨母细胞转变为软骨母细胞或软骨细胞,局部的血肿机化后的纤维组织一大部分转变为暂时存在的软骨,随后在血供、应力、细胞因子、生长因子等的作用下,软骨经过变性、骨化与成骨,将两骨折断端连接,此时骨折区的损伤组织形成一团在结构上和来源上都是复合性的组织,即骨痂。此过程由骨外膜、骨内膜细胞共同参与而形成外骨痂与内骨痂。内、外骨痂相互融合后,即意味着原始骨痂形成。由于钙化,在X线片上形成团块状的骨样组织。这一过程需要6～12周。此期过后,骨折断端被骨痂连接,断端已较稳定,达到"临床愈合"。

3.塑形期　原始骨痂形成后,骨内骨小梁的排列尚不规则,哈弗系统没有完全形成,其强度尚未达到正常骨组织的水平,故需要在显微结构及外形上进行改建,即塑形。此期板状骨与幼稚网状骨小梁结合,骨小梁增粗,使最初的松质骨变为结实的密质骨,骨折处被牢固连接,骨小梁按生物力学应力方向沿骨纵轴排列,骨髓腔再通。此过程是在破骨细胞和成骨细胞同时作用下完成的,过程较长,需2～4年。有学者提出患者重建的时间会更长,甚至终身都在逐步地塑形。

(二)松质骨愈合

松质骨的愈合有其独特的特点:①松质骨骨小梁相对较细,血运丰富,骨细胞的血供一般不受影响,故不会形成软骨母细胞或软骨细胞,其愈合过程中一般没有形成软骨这一过程。②骨折后,血肿形成较小,血肿块一般很快由邻近骨组织扩散发生机化与钙化,完成骨折的连接,故不像管状骨形成大量的骨痂,其骨痂形成少或缺少骨痂形成。③松质骨骨折的愈合依靠所含的大量骨髓,骨髓细胞可以分化为成骨细胞而直接成骨。④松质骨愈合后由于是骨小梁的直接愈合,故早期强度不够坚强,在愈合后早期可以发生压缩而导致骨折畸形愈合。在骨端松质骨愈合后,应采取一定的保护措施,防止早期负重。

(三)影响骨折愈合的因素

影响骨折愈合的因素可分为患者因素与医源性因素等,患者因素又分为全身因素与局部因素。

1.患者因素 患者的全身因素及局部因素可以直接或间接影响骨折的愈合。

(1)全身因素:年龄对骨折的影响显而易见。老年人骨折愈合时间较长,尤其老年人合并有肾、肝脏疾患和内分泌系统疾病,以及严重的骨质疏松时,都将影响骨折愈合。婴幼儿骨折愈合最快,很少出现骨不连。

某些维生素的缺乏,如维生素 C、维生素 D、维生素 A 等的缺乏,以及某些微量元素,如钙、磷、镁等缺乏,均将影响骨折的愈合,如维生素 D 和钙的缺乏将影响骨痂的形成。

患者是否配合也是很重要的因素,如患者患有智障、严重帕金森病、偏瘫等,由于无法配合骨折治疗中的功能锻炼而影响骨折愈合。患者过度的功能锻炼也可能直接导致治疗的失败。故在治疗前对患者全身状况的评估非常重要。

(2)局部因素

1)局部血液供应障碍:血液供应是组织成活和修复的基本条件,血液供应障碍将导致局部骨折不愈合或延迟愈合。某些骨的血供较为特殊,如股骨颈、距骨、腕舟骨、胫骨中下 1/3 等,其血液供应易因骨折而中断,造成骨折的不愈合或延误愈合。

2)损伤程度:较小暴力所引起的骨折,由于断端移位小,局部软组织保存较好,骨膜剥离少,有利于骨折的愈合;而较大暴力所引起的或严重开放性骨折,其骨膜损伤重,局部血供也受到打击而丧失,将影响骨折的愈合。

3)骨缺损:骨质缺损将导致骨折的延迟愈合或不愈合。开放性骨折骨质丢失后将造成骨缺损,骨折端不能接触而缺乏骨痂形成的条件,同时软组织的嵌入也妨碍骨痂的连接,造成骨折不愈合。故对开放性或粉碎性骨折,应植骨补充骨量,避免骨缺损形成。

4)感染:骨感染后将造成骨细胞、骨膜细胞及周围组织细胞的坏死,局部血管的阻塞,软组织瘢痕形成等,直接影响骨折的愈合。应尽可能避免感染的发生。感染重在预防,如彻底清创、微创手术、术后大量液体的冲洗、合理应用抗生素以及保持引流通畅。应避免早期不重视,待感染形成后再进行处理的做法,以免给患者造成灾难性后果。

2.医源性因素　医源性因素是指由于治疗不当或治疗上的条件限制而影响骨折愈合的因素。

(1)骨折固定不确实:骨折的愈合早期为骨痂生成,此期需要在局部有一个相对稳定的条件,以利于血管的长入。如骨折端存在移位或剪切,则新生血管将受损而导致骨折愈合不良。尤其在骨端的剪切应力和旋转应力,对局部血管、纤维连接的破坏尤为严重。常见的固定不确定有石膏或夹板过松、内固定失效、外固定架松动等。

(2)手术操作:在行内固定手术操作中,应遵循微创、少剥离骨膜、不损害血供、固定确实可靠、良好植骨等原则。在牵引中避免过度牵引,对外固定要按期复查等。

(3)药物的影响:有些药物可以加速骨折的愈合,如生长激素,甲状腺素,维生素 D、A,苯妥英钠,以及某些中药制剂等,而有些药物如水杨酸制剂、吲哚美辛、激素、肝素等,会延缓骨折的愈合,在治疗中应避免使用。

3.其他影响骨折愈合的因素　骨折愈合是一个复杂、多因素参与的过程,尚有其他因素可以影响骨折愈合,如电刺激、氧张力、细胞因子、生长因子、应力、微动、局部血肿等。下面仅就应力、血肿在骨折愈合中的作用进行简述。

(1)应力与骨折愈合的关系:骨组织的作用即抵抗应力,使人体在力的作用下产生各种功能。著名的 Woff 定律也阐明了应力与骨量的关系。随着生物力学研究的深入,应力对骨折愈合的影响逐渐为人们所重视。在骨折愈合的各个时期,轴向的压力能够使成骨细胞及成纤维细胞向骨细胞分化,同时由于应力作用使骨痂的排列适应人体的需要,在骨塑形期则是按照骨所承受的应力方向排列骨小梁。剪力、旋转力在早期将损伤骨痂及局部形成的毛细血管与纤维连接,不利于骨折愈合。在骨塑形期,旋转力及剪切力使骨在各个方面上均有一定的强度,有利于骨的重建。

应力的大小也应有一定的范围。内固定加压过紧,将导致骨质的坏死与吸收。在骨折愈合早期,由于局部仅为暂时的纤维连接,故应减少不良应力刺激。在晚期,应加大应力,使骨痂生长良好,尤其在骨重建时,应有足够的应力,使骨重建后可以适应人体的需要。适时拆除内固定,使内固定的应力遮挡降到最小,有利于骨的塑形。应力刺激对骨折愈合的机制尚不清楚。

(2)局部血肿与骨折愈合的关系:骨折后局部将形成血肿。血肿的形成、血凝块的出现以及血肿的机化,是骨痂形成的基础和重要一环。在骨痂形成早期,只有通过血肿的机化,才有毛细血管的长入,成骨细胞向骨折线靠近,从而形成连接内外骨痂的桥梁骨痂。故血肿在骨折愈合中起到桥梁作用。其次,血肿内包含了大量的细胞因子,如在骨折中骨组织、骨髓细胞、血小板凝集后释放的各种因子,如成纤维生长因子、类胰岛素生长因子、血小板衍生生长因子等。有研究表明,血小板本身就是一个巨大的骨生长因子库,其中的生长因子具有比例适当、含量丰富以及自体的优点,已有学者将富血小板血浆应用于促进骨折的愈合,而骨折部位的血肿无疑是天然的血小板聚集区。故血肿在骨折愈合中有重要作用。在临床上,不破坏局部血肿将有益于骨折的愈合。

（四）骨折愈合的时限与标准

常见骨折部位骨折愈合大致时间见表 1-1。

表 1-1 常见骨折部位骨折愈合大致时间

骨折部位	愈合时间（周）
指（掌）骨	4～8
趾骨	6～8
腕舟骨	＞10
尺桡骨干	8～12
桡骨远端	4～6
肱骨髁上	4～6（小儿）；8～12（成人）
肱骨干	8～12
股骨干	8～14
股骨颈	12～24
脊柱	10～12
锁骨	5～7

以上时间为一般情况下的骨折愈合时间，依据不同类型的骨折以及影响骨折的因素，如长斜形骨折较横形骨折易愈合、小儿骨折较老年人骨折易愈合等，应进行具体分析，切不可生搬硬套。

骨折愈合后，如何判断已经愈合，有一个公认的骨折愈合标准：

1.临床愈合标准　判断骨折是否达到临床愈合，应符合以下条件：

（1）骨折部位无压痛、叩击痛。

（2）自行抬高患肢无不适。

（3）骨折处无反常活动。

（4）X 线片显示骨折线模糊，有连续骨痂通过。

（5）外固定解除后，上肢平举 1kg 物体 1min，下肢连续步行 3min，不少于 30 步。

（6）连续2周骨折处无形变。

应注意保护患肢，不应强行评定而造成再次骨折。

2.骨折愈合标准

（1）具备临床愈合标准。

（2）X线片显示骨折线消失或近似消失。

上述为采用外固定及内固定拆除后的评定标准。骨折处有内固定时，显然不适合用此标准进行评判，而应主要依据X线片、骨折线模糊消失、骨痂生长较多、密度与周围皮质骨基本一致、骨小梁已通过骨折端等来判断骨折的临床愈合。

二、骨折延迟愈合

骨折后，经过一定的处理及一定的时间后，骨折端通过骨的修复发生连接，并逐步恢复骨的功能即可认为骨折愈合。若骨折经过治疗后，时间已超过同类型骨折愈合所需要的最长时限，骨痂生成较少或无明显骨痂生成，骨折端仍未连接者，即可认为是骨折延迟愈合。可见，骨折延迟愈合是一个相对的时间概念。由于骨折部位、骨折类型及骨折患者的全身、局部等条件的不同，骨折愈合所需时间也有较大差别，故并没有一个准确的时间概念定义骨折延迟愈合。一般来说，骨折后4个月仍未愈合者，可以称之为骨折延迟愈合，但应根据具体情况具体分析。

骨折延迟愈合时，X线片常表现为断端边缘不整齐，模糊，甚至囊性变，骨质吸收，骨痂生长少，骨折间隙清晰，甚至增宽。但骨折端不应有硬化，骨髓腔应仍相通而无闭塞。这是与骨折不愈合的区别所在。

骨折延迟愈合常发生于皮质骨，通常在胫骨中下1/3、尺骨中上1/3、股骨颈等处多见。其成因主要有：①原始骨折的损伤程度大，软组织损伤重；②保守治疗时过度牵引或反复粗暴复位；③内固定时局部剥离过多，导致局部血供障碍；④内固定选择不当或固定不牢，使骨折端有松动、吸收;⑤局部轻度感染,软组织覆盖不良或血运较差;⑥全身状况不佳或应用某些影响骨折愈合药物等。

骨折延迟愈合,经过恰当的保守治疗后,均有可能愈合。其治疗方法主要有:①去除导致骨折延误愈合的因素;②延长观察随访时间;③对内、外固定不可靠者加用其他外固定方法,使固定可靠;④局部注射治疗,如在骨折端注射骨髓、骨胶原、富血小板血浆、金葡液等;⑤其他生物物理治疗手段,如超声波治疗、在骨折端叩击等均有一定的效果。对骨折延迟愈合的患者应加强随访,一旦发现向骨折不愈合方向发展,应积极采取措施,按骨折不愈合处理。

三、骨折不愈合

骨折不愈合又称骨不连,其发生率占骨折患者的 $5\%\sim10\%$。骨不连将导致患者心理、生理及生活的痛苦,应尽力避免发生。

(一)骨不连的定义

骨折在未完全连接的条件下,骨折正常修复过程终止,叫做骨不连。一般来说,骨折后经过正规治疗,9 个月仍未愈合,且观察 3 个月没有进展迹象,就可定义为骨不连。对时间的定义有不同的看法,有人提出 6 个月未愈合即可诊断为骨不连,而有学者认为 8 个月仍没愈合的骨折为骨不连。骨不连与骨折延迟愈合一样,在时间上应根据不同的部位、骨折的类型以及损伤程度来分,而不应过分强调骨折的愈合时间。骨不连与骨折延迟愈合的区别在于,骨不连不经过干预即无法愈合,而骨折延迟愈合仅仅是愈合缓慢,给予足够的时间后仍可以愈合。

(二)骨不连的临床表现与诊断

骨不连常发生于骨干部,骨骺部极少发生,干骺端少见。这可能与皮质骨断裂后血供易遭受破坏有关。

骨不连时,骨折处持续有压痛、纵向叩击痛,未行内固定者可有异常活动。骨折肢体不能负重或部分负重后骨折处肿胀、疼痛。行内固定者常可导致内固定断裂。此时,骨不连即为内固定物断裂的原因之一。

骨不连常有其典型的 X 线片表现,一般显示骨痂极少或完全无骨痂生成,骨折端光滑或硬化,髓腔封闭,并见骨折线清晰。部分肥大型骨不连者,骨折处骨痂生长较多,但不规则,没有形成骨桥,呈肥大的"象腿"样,骨折线清晰可见。

依据骨折后长时间不愈合、局部仍有肿痛、异常活动及典型的 X 线片表现,诊断骨折不连接较为容易。

(三)骨不连的原因

骨不连的成因比较复杂,一般来说有患者本身因素及医源性因素两大类。

1.患者本身因素　患者本身因素是造成骨折不连接的重要因素,其中骨折的局部病因是关键。

(1)血运因素:骨折后,必然影响骨折端周围的血运,同时对骨折块本身的血运有重要的影响。严重创伤,骨折的过度移位及开放性骨折等均可导致局部血运的破坏,骨膜的剥离,骨块供应血管的断裂等。而骨痂生成的最基本条件就是骨膜和周围软组织的血运。骨不连也常常发生于一些骨的特定部位,与骨骼本身滋养血管的走行、分布有很大的关系,如腕舟骨、距骨等。

(2)骨折端的接触:骨折后,骨折断端的非紧密接触以及接触面积的过小均可导致骨不连。骨折断端间的软组织填塞将影响骨痂的生成与连接,而骨质缺失过大或接触面积过小时,骨痂生成后不足以连接,均导致骨不连的发生。长斜形或螺旋形骨折,由于骨折断端间接触面积大,相对承受应力小,则有利于骨痂生长及愈合。

(3)骨感染:感染可以导致局部肿胀、渗出,血管栓塞而使骨和软组织坏死,血管再生和血运重建的过程延长,局部产生过量的瘢痕组织阻碍骨痂的生长与连接,造成骨折不连接。同时,感染后局部微环境的变化可以促进骨折端的吸收,进而形成骨折端的缺损,进一步加大发生骨不连的可能。

(4)全身因素:患者的全身因素也是一个主要原因,如患者的年龄、营养状况,有无骨质疏松,有无代谢性疾病,有无放射治疗等。同时服用影响骨折愈合的药物如激素、抗凝药、抗肿瘤药等,也将影响骨折的愈合而发生骨不连。某些不良嗜好如吸烟等,也是某些骨不连的原因之一。

2.医源性因素　医源性因素是造成骨折不连接的主要原因,骨折初期经过恰当的治疗,可避免大部分骨不连的发生。

(1)固定不当:包括内固定选择不合理,固定不可靠及技术失误,外固定不确实。固定不当直接造成骨折端产生不利于骨折愈合的应力,如骨折断端间的剪切力及旋转力等;在患者的康复过程中,不同来源的血管不能很好地吻合,断端不稳定使骨痂不能连接等,骨折修复不能正常进行。

(2)手术操作不当:在手术中不注意保护骨折端及骨折碎块的血液供应而刻意追求解剖复位,使原本就有损伤的局部血运"雪上加霜",造成骨缺血而成为大段死骨,不能启动骨折修复过程,造成骨折不连接。同时内固定放置位置不正确,螺钉位置不佳等直接影响骨痂通过骨折线而造成骨不连。

(3)不恰当的康复锻炼:在内固定后不注意辅以必要的外固定,同时强求功能的早期恢复,使骨折端产生不利于骨折愈合的扭转、剪切、折弯等应力,影响骨折的愈合,甚至因康复训练强度过大,导致内固定物断裂和骨折不连接。

(四)骨不连的分类

根据骨不连产生的原因,临床表现及治疗不同,可以分为以下5类:

1.肥大性骨不连　骨折断端血运良好,但由于缺乏足够牢固的固定而产生,X线片表现为骨折端间骨痂量充足,但不形成骨桥。此型为最易治疗的骨不连,经过牢固固定后即可痊愈。

2.营养不良性骨不连　骨折断端间的血运充足,但由于存在有骨缺损或固定位置不良等,骨折端接触过少,没有或仅有少量骨痂生长。此型即应植骨,纠正不良复位及加用内、外固定等一般也较有效。

3.萎缩性骨不连　由于骨折断端无足够的血液供应,无骨折修复活动而产生。X线片提示骨折断端无骨痂生长,髓腔封闭,骨质吸收、疏松,严重者骨折端呈"鼠尾样"改变。此类骨不连治疗较难,需重建血运及激活成骨过程。

4.感染性骨不连　由于局部感染形成骨髓炎,造成骨折不连接。因涉及感染和骨不连两大类难题,处理最为棘手,应首先控制并治愈感染,然后再考虑骨折愈合,治疗过程长且难以控制。

5.假关节性骨不连　骨折断端处髓腔及断端被滑膜样组织封闭,在骨折端处形成滑囊,内有滑液而形成"假关节"。治疗时应切除滑膜及滑囊,打通髓腔,应用适当的内外固定加压治疗。

(五)骨不连的治疗

骨不连一旦发生,即应积极进行手术治疗。

1.术前准备　骨不连患者均经历了较长时间的肢体制动及废用,故存在有关节僵硬、肌肉萎缩、骨质废用性疏松等,应积极进行肢体及邻近关节的功能锻炼,以减轻骨质吸收的程度,增加肌肉血运。对影响骨折愈合的全身性因素,如代谢性疾病的治疗等应积极有效,同时应用不影响骨折愈合的药物替代原有药物,鼓励患者戒烟,改善患者营养状况等。局部软组织条件不佳者应局部理疗松解瘢痕,或设计皮瓣转移的方法。同时仔细研究产生骨不连的原因,力求在治疗中加以纠正。总之,应对患者具体问题进行具体分析,不可能用千篇一律的方法治愈所有的骨不连。术前充分、详细地拟定治疗计划是治疗成功的关键。

2.手术治疗

(1)骨折端的处理:骨不连即是各种因素造成的骨折断端的不连接,故骨折端的处理异常关键。对肥大型骨不连,由于局部血运丰富,骨痂生长多,可给予消除异常应力,改行加压内、外固定即可。对营养不良性骨不连,应清除断端的瘢痕组织,造成新鲜创面后,植骨或重新固定增大接触面积,使骨折愈合。对断端硬化、髓腔闭塞者,虽然有保留原有硬化骨治愈的病例,但一般认为其血运较差,且内多为不成熟、混有软组织成分的骨痂,宜清除后,打通骨髓腔植骨,这样有利于局部血运的建立和骨折的愈合。

(2)植骨:植骨是治疗骨不连的必要手段。在清理骨折端后应选择恰当的植骨方式进行植骨。植骨的原则是:①尽量用自体骨移植,对结构性缺损(如皮质大块缺损),应取自体大块骨或骨管进行重建,在缝隙处填塞足量的自体松质骨。一般对于年轻患者,双侧髂前上棘处是大块骨的来源,而在髂后三角则可取大量的松质骨;②结构性重建后应进行固定。大块骨移植后,应用适当的固定使其与植入区骨固定,有利于植骨的愈合;③植骨区应新鲜。在植骨区应将硬化骨等去除,直至有新鲜渗血为止,皮质骨可以用骨凿做出骨创面以利愈合;④特殊部位应带血管蒂骨移植。对长节段的结构性缺损,或某些血运不佳部位的骨折如股骨颈骨折、距骨颈骨折等,可以采用带蒂骨块移植,既有植骨作用,又可改善局部血运;⑤自体骨量不足时可加用人工骨、异体骨或异种骨,但宜与自体骨混合使用。某些带有骨形态生成蛋白(BMP)活性的成骨材料应用效果较好;⑥植骨量要充足、大量并压实;⑦植骨后必须有良好的组织覆盖,可采用肌皮瓣、皮瓣或肌瓣的方法,以增加血运,防止感染的发生;⑧植骨后应有良好的固定。良好的固定条件下可能使骨折愈合。

植骨术的方式依据不同的来源及手术形式可有不同,如骨折端周围植骨、嵌入式植骨、开槽植骨、滑移植骨、带血管蒂的游离植骨、骨膜瓣移植等,应根据患者不同的情况加以应用。

3.更换内(外)固定　　骨不连患者均有内(外)固定,在治疗时应予以更换。由于内固定对控制骨折端的位移及消除不良应力的效果较好,除感染性骨不连外一般应用内固定治疗骨不连。原有内固定不宜继续使用,因为原有骨折未愈合,内固定物上必然承受较大的应力,长时间的应力作用下,其抗疲劳能力及强度将大大降低,在重新治疗后若仍使用原内固定,发生内固定的松动与断裂的可能性增加,易造成治疗失败。

更换何种固定应根据骨不连的种类、骨折块的大小及位置、骨缺损的大小、畸形矫正程度、骨折端的血供情况、选定的植骨方式等以及技术水平情况综合加以考虑。更换后的固定应当具有较一般情况下更充足的稳定性。交锁髓内钉是一种常用来治疗骨不连的内固定方式,但其使用也有一定的限制,如曾有感染发生或干骺端骨不连等,同时由于占据了髓腔内的位置,使大量植骨的难度有所增加。动力加压钢板内固定也常用于骨不连的治疗,常用于外固定更换为内固时的固定,可以避免外固定钉道引起的感染。近年来有学者应用一侧骨板加一侧钢板固定,加大了植骨量,取得了较好疗效。外固定架适用于伴有骨感染的骨不连治疗,可以在断端加压且有创伤小、不干扰断端周围血运的优点。

4.其他手术方法　骨不连发生后,除将骨不连处加以处理使其连接外,尚有其他治疗方法可供选择。

(1)人工关节置换术:通过人工关节置换可以即刻获得一个活动、无痛的有功能的关节,对某些年龄较大的股骨颈骨折、肱骨外科颈骨折骨不连的患者,可以切除骨不连部位及近端骨折块,行人工关节置换,术后效果较好。

(2)关节融合术:对某些关节部位骨的骨不连,如股骨颈骨折、腕舟骨骨折、距骨颈骨折等,可以行关节融合术,使患者消除痛苦,而某些关节融合后的功能较保留一个疼痛的活动性关节要好得多。

(3)截肢:是治疗骨不连的最后选择。截肢术不应看成是一个破坏性手术,随着近年来假肢技术的提高,配带假肢的患者患肢功能有时远较经数次手术而挽救下的肢体的功能要好得多。

当然,对截肢手术宜严格控制。下列情况下应建议截肢:

1)重建手术失败。

2)计划的重建手术结果可能不如假肢功能令人满意。

3)对老年人做大手术的危险性大于手术所得益处。

4)对保留损伤肢体影响其他主要肢体功能者。

5)不可能重建时。

截肢时应由外科医师与假肢装配人员共同完成术前计划,以取得满意效果。

5.生物物理方法　生物物理方法治疗骨不连,应看作是上述治疗的辅助手段。一般来说不宜单纯应用生物物理方法治疗骨不连。在行手术治疗后,生物物理方法的应用可以提高骨不连的治愈率。

(1)电刺激:分为植入电极的直流电、外置线圈的电磁场、耦合电容3种方式。研究证实,电荷在长骨的延迟愈合和不愈合治疗中起到了一定的作用,电磁的应用每日不应少于3h。其促进骨折愈合的机制尚未被阐明。

(2)超声波体外震波法:此方法源于泌尿系统体外碎石技术,在体外对骨不连处施以超声波震波后,成骨能力明显增强,有效地促进骨折的修复愈合。这可能与局部超声波创伤后重新启动了成骨程序有关。

(3)叩击式应力打击:基于轴向应力及微动促进骨折愈合的原理,应用周期式可控力的打击器对患肢进行打击,以促进骨折的愈合。该方法避免了患者负重大小难以掌控的弊端,在促进骨折愈合的同时,防止内固定断裂。临床应用于下肢胫骨、股骨骨不连患者,取得了令人满意的效果。

第三节　骨折急救与治疗原则

一、骨折急救

骨折急救之前,对伤情判断是一个重要环节,首先应对全身伤情进行判断。多数情况下,骨折局部的疼痛较其他组织器官损伤引起的疼痛更明显,这是对多发伤引起漏诊的主要原因。了解受伤机制有助于对伤情的判断。现代生活中车祸伤、高空坠落伤、建筑物坍塌挤压伤等高能量损伤日益增多,骨折往往为复合伤的一部分。骨折常伴的内脏损伤在腹部常合并肝、脾破裂、肠破裂、肠系膜损伤等;胸腔闭合性损伤常合并肺挫伤、血气胸等;颅脑损伤也较为常见;骨折也可引起局部损伤,如脊柱骨折损伤脊髓、骨盆骨折损伤尿道、肱骨骨折损伤桡神经等。因此,在事故现场实施急救之前,用较短的时间进行全面的查体十分必要。

骨折急救原则是抢救生命、保护患肢、妥善转运。

1.抢救生命　就骨折本身而言一般只引起疼痛及肢体功能障碍等,能造成生命威胁的一般多是由于高能量损伤引起的多发伤或骨折合并伤。多发性骨折患者的累计失血量往往较大,尤其是骨盆粉碎性骨折,可能会引起失血性休克,多发性肋骨骨折可能造成严重的血气胸,颈椎骨折所致的高位截瘫引起呼吸肌麻痹,骨折刺伤大血管引起急性大量出血等。抢救时首先使患者脱离肇事现场,以免进一步损伤。对于严重挤压伤者,不能仅凭神志及生命体征的暂时稳定而判定危险系数,而应在尽短的时间内送往医院。通过对患者一般情况的观察,包括神志、面色的改变以及生命体征的测量,可作出休克的初步诊断。对创伤性、失血性休克者有条件时可以立即进行输液、输血,无条件时,尽快转送至附近医院抢救。对颈椎损伤伴有呼吸困难者应保护好颈椎。对颅脑损伤伴有昏迷者,转送途中应注意保持其呼吸道通畅。

2.对伤口的处理

(1)包扎:对开放性骨折的小量出血伤口,一般可通过加压包扎止血。对骨折端外露且污染严重者包扎时勿将骨折外露端纳入伤口内,以免同时将细菌带入,造成深部感染。

(2)止血带的使用:当四肢开放性骨折刺破较大血管,一般加压包扎难以止血时,应使用止血带。可使用气囊止血带,也可用橡皮带,应急时甚至可用衣服条。操作时应注意捆绑部位,上肢应放在上臂根部,下肢应放在大腿根部,若放在肘关节或膝关节及以下均为不正确,因为该处骨间动脉及胫后动脉供血难以阻断,而静脉回流被阻断,反而使伤口出血增加。

3.**固定制动**　骨折固定的目的是制动,制动可以减少骨折端对周围组织的进一步损伤,减少疼痛以及便于搬动。凡确诊为骨折或疑有骨折者均须制动固定。急救时不必脱去衣裤,肿胀明显或有开放伤口者应剪开衣裤,再行固定。有明显畸形的四肢长骨骨折及关节脱位者,可以先行纵向牵引,使之大体复位后再行固定。

固定材料要求坚硬,宁长勿短,可用夹板、专用固定材料,也可就地取材,如木棍、木板、树枝等,战伤时也可用枪支做固定。四肢骨折固定应包括上、下关节,颈椎骨折用颈围或用沙袋垫于颈部两边,避免颈部转动,胸腰椎骨折用担架或宽木板(或门板)等。

在无任何固定材料情况下,也可利用正常肢体,骨折下肢可与健侧下肢捆绑在一起,骨折上肢可贴胸固定。

4.**妥善转运**　伤员经过初步处理,在病情相对稳定的情况下,应尽快转运至附近的医院做进一步处理。在搬动过程中应注意正确的搬动姿势。颈椎骨折者应将头颈、胸部保持同一水平,勿将头自然下垂。胸腰椎骨折,应由3人在同一边,将躯体保持水平,切忌一人搬上,一人搬下,中间悬空。四肢骨折者应保持伸直位。

5.**院内急救**　院内急救作为院前救治的延续,也是挽救生命、减少伤残的重要环节。院内早期救治的原则是应保持呼吸道通畅,有效止血,积极抗休克,全面检查其他部位损伤,以抢救生命为主。抗休克以输血补液和止血为主,保持水、电解质平衡。严重创伤的预后,不仅取决于创伤的严重程度,亦与院前抢救、复苏效果、抗感染措施的成效、手术时机与方式的选择和后续治疗是否恰当有关。对院内创伤的急救应积极治疗致命的合并伤,如有肝、脾等内脏破裂,应尽快剖腹探查,除患者因颅内血肿发生脑疝外,剖腹探查术常先于开颅术。对于骨折或骨折的合并伤患者,只要病情允许,宜进行急诊手术处理,以利于伤员稳定病情,减少并发症,提高治愈率和降低病死率。因此,创伤后院前现场急救和院内急救处理,在降低病死率、减少伤残方面均具有重要的意义。

二、骨折治疗基本原则

骨折治疗基本原则:骨折复位、骨折固定(包括外固定、内固定)等。

(一)骨折复位

1.骨折复位的意义

(1)维持良好的骨折端对合,有利于骨愈合。

(2)避免外观上的畸形发生,如短缩、成角、旋转等。

(3)关节内的解剖对位,减少创伤性关节炎的发生。

(4)维持正常的肌张力,有利于功能康复。

(5)减少骨折对周围组织器官的压迫,如脊柱骨折压迫脊髓、肋骨骨折压迫肺组织等。

(6)有利于改善骨折端的微循环。

2.复位的要求

(1)解剖复位:解剖复位是最理想的复位结果,指骨折复位后达到骨骼正常形态或近似正常形态。欲达到解剖复位,往往要付出一定代价。反复的手法复位,可能会加重骨折周围的软组织损伤,破坏骨愈合所需的生理环境,因此对于解剖复位的要求不可强求,另外反复透视也会给医务人员带来伤害。对于一些复位要求较高的骨折,手法复位困难或不能奏效时往往需要切开软组织,在直视下方可达解剖复位。

各个部位的骨折及骨骼的不同部位对复位的要求亦不同,关节内骨折应努力达到解剖复位。

(2)功能复位:功能复位是指骨折达到一定的复位要求,各种移位达到基本矫正,骨折愈合后能够恢复良好的肢体功能的复位结果。当解剖复位难以实现或因为追求解剖复位而要付出更大的代价,甚至严重影响功能康复时,应考虑功能复位。

功能复位在成年及儿童之间,上、下肢之间以及骨骼的不同部位要求不尽相同。如儿童股骨干骨折,在没有旋转及成角畸形的情况下允许重叠 $1\sim2cm$,上肢骨折允许的成角及短缩可以大于下肢骨折,长骨干骨折的复位不如骨端骨折复位要求高。就成人长骨干骨折而言,允许存在的复位偏差(功能复位的要求)概括如下:

1)短缩:2cm 以内,上肢可略多。

2)移位:侧方移位小于 1/2,前后方向移位应更小。

3)成角:$<10°$,上肢及股骨向外前方可略多。

4)旋转:10°以内,上肢可略多。

5)分离:$<3mm$。

3.复位方法

(1)手法复位:手法复位的时机越早,复位成功率越高,应争取在骨折部位未发生肿胀以前进行,若骨折超过 2 周,骨折端已有软骨痂形成,则复位较困难。

手法复位基本要点:

1)远端对近端,少数特殊情况下也可近端对远端。

2)勿用暴力,争取做到稳、准、轻、巧。

3)避免反复多次复位。

4)按一定程序进行:手法复位往往一种手法难以奏效,常使用综合手法,一般程序为先矫正短缩,然后矫正旋转,再矫正侧方移位,最后矫正成角。

5)矫枉过正:是手法复位时应用过度复位来对抗骨折再移位倾向。一般情况下由于软组织绞链作用的缘故,即使过度复位也不致于造成反向成角。

(2)基本手法

1)复位前准备:用手触摸骨折端,对骨折移位情况大致了解,心中构建出一立体移位状态,再决定手法的程序。

2)对抗牵引:这是最基本的手法,其目的是克服肌肉抵抗力、纠正短缩、重叠移位,由于骨折端往往不规则,因此应过牵引少许,中医称之为"欲合先离"。牵引时应注意由轻到重,持续用力,勿用冲击或暴力。

3)反折手法:主要针对重叠较多、对抗牵引难以奏效的横断性骨折。反折手法一般使用巧力,是一种省力的方法,先加大成角,使骨折端顶端,再通过反折利用软组织绞链作用,使其复位。对于青枝骨折或单纯成角畸形,只用折顶手法即可。

4)端压手法:这是一种对抗牵引手法的后续手法,短缩矫正后,用拇指按压骨折端,使其就位,一般用于较整齐的横断骨折。

5)分骨手法:主要用于尺桡骨双骨折的骨折端相对靠拢时使用,通过该手法使骨间膜张开,分骨后应使用分骨垫。

6)回旋挤压手法:主要用于短斜形"背靠背"移位。

7)挤捏手法:主要用于爆裂骨折向两侧分离,如跟骨骨折。

8)间接屈伸:主要用于近关节的成角移位骨折,如股骨髁上骨折。

(二)骨折外固定

1.夹板固定　夹板固定治疗骨折是一种古老而行之有效的方法,由于其具有操作简单、可调性强、对机体创伤小、可早期功能锻炼、取材容易(可用木板、树皮、金属板和高分子材料等)、价格低廉等优点,因而能延用至今,在我国仍是一种治疗四肢骨折的常用手段。

(1)夹板固定的原则

1)适用于长管状骨较稳定的骨折。

2)可作为四肢骨折内固定或牵引术的一种辅助固定方法。

3)不适应于软组织损伤严重或肿胀明显部位的骨折。

4)使用夹板应按肢体形状预先塑型。

5)配合压垫作用能更好地稳定骨折端。

6)捆扎的松紧度要适中、均匀。

7)固定后要密切观察松紧度,及时调整。

8)早期功能锻炼:一般情况下采用非超关节固定,故可早期进行关节活动是小夹板的一大优点。

9)定时复查X线,因夹板是通过皮肤、肌肉等间接进行力传导,故稳定性稍差,易发生再移位。

10)若为骨折手术前的临时制动、止痛,一般无需准确复位,应采用超关节固定。

(2)小夹板固定的步骤

1)骨折的整复:在实施小夹板之前进行骨折复位,选择合适的手法,将移位的骨折端沿着与移位方向相反的途径倒退回原位,骨折即可得到整复。一般应按远端对近端的基本原则,特殊情况下也可酌情采用近端对远端方法,整复时间越早越好,麻醉可采用局部血肿或肢体神经阻滞麻醉,必要时配合X线调整以达到满意的位置。

2)保护皮肤:一助手在牵引下维持复位,在伤肢皮外包1~2层棉纸或套以纱套,以免压坏皮肤。将预先做好的压垫准确地放置在肢体适当的部位,用胶布固定。

3)安放夹板:选用小夹板的型号要合适,根据不同部位进行塑型,按各部位的要求放置前后内外侧的夹板,由助手扶托固定。

4)捆扎布带:一般用4根,先扎中段的,然后再扎两端的,松紧度以能上下移动各1cm为准。

布带捆扎完毕后应检查伤肢末端的血循环及感觉情况,如一般情况良好,再行X线检查骨折端对位情况。

2.石膏固定 石膏固定与夹板固定一样均为皮肤外固定,依靠间接力传导发挥作用,对骨折端的稳定作用较差,只适用于相对稳定的骨折。其操作较简单、价廉,是骨科医师必须掌握的治疗骨折的方法。

(1)与夹板固定的区别在于

1)夹板使用前塑型,石膏为操作过程中塑型更符合肢体形状。

2)很少使用压垫。

3)不如夹板调整方便,石膏内使用棉垫,抗挤压性能好过夹板,需调整机会相对少。

4）石膏一般需超关节固定，除依靠局部挤压固定作用以外，还借助制动作用以增强骨折端的稳定性。

5）石膏的使用范围广，除四肢骨折外，还运用于颈、胸、腰椎、关节骨折。

6）可使关节固定在各种需要的位置。

7）石膏不可以重复使用。

8）石膏可采用开窗的方法应用于有创面的骨折。

（2）石膏的种类及操作时注意事项

1）石膏种类包括石膏托及石膏管型。石膏托分为单托及前后托，制作较简单、轻便，制动性稍差，但便于调整，适用于四肢较稳定的骨折或辅助固定。石膏管型制作往往需要2人以上合作完成，石膏一旦凝固，容积固定，不易调整，故不适应于骨折早期治疗，一般待肿胀消退后使用。石膏管型应用范围较广，除四肢石膏管型外，还有石膏颈围、石膏背心、髋人字石膏、肩人字石膏、蛙式石膏等。

2）石膏制作时应注意层数适当，及时塑形，局部勿打褶，凝固前勿折断，手足远端外露，便于观察肢体血循环，松紧适度。

3）注意肢体位置摆放，一般情况下放在功能位。

4）若需开窗应在石膏半凝固状态时进行。

3.**牵引术**　牵引既是一种复位手段，也是一种固定制动的治疗方法。

牵引术在创伤骨科的治疗中应用较广泛。它是一种操作简单、创伤小、便于开展的治疗方法，是利用持续的牵引力使肌肉的抵抗力减弱，使骨折或脱位缓慢复位并得到维持。

牵引术的不足之处在于患者须长时间卧床，对老年人来说易引起压疮、深静脉血栓、坠积性肺炎、尿路感染等并发症。关节长期不能做屈伸活动，易引起关节僵硬及肌肉萎缩。另一不足之处在于只能施予纵向牵引力，缺少端压力，因而对重叠骨折难以达到解剖对位。

（1）牵引术的适应证：由于外固定架的广泛应用及内固定的方法及器械的不断改进，牵引术因患者须长期卧床，故用于骨折的治疗渐少，但仍有一些情况下较实用：

1）儿童四肢骨折。

2）严重粉碎性骨折，手法复位及切开复位困难者。

3）近关节的不稳定性骨折，如股骨粗隆间骨折、胫骨下端粉碎性骨折。

4）肌肉丰富部位的骨折，手法及外固定困难者。

5）污染严重的开放性骨折，既不适应内固定，也不适应夹板、石膏等。

6）短缩明显或肌力较大部位的骨折行手术前的准备，以便于术中复位。

（2）牵引方法

1）皮牵引：是利用胶布贴于伤肢皮肤上或用泡沫塑料布包压于伤肢皮肤上，并予绷带包扎增加摩擦，力量是直接作用在皮肤上，以牵开紧张的肌肉，再利用肌肉在骨骼上的附着点，使牵引力传递到骨骼上，通过牵引与反牵引力对肢体的拉伸，使骨折、脱位获得复位和维持复位。

皮牵引的牵引力较小，适用于小儿股骨骨折、肱骨不稳定性骨折或肱骨骨折在外展架上的牵引治疗及成人下肢骨折的辅助牵引等。要求接触的皮肤无损伤及炎症。

皮牵引的设备较简单，传统的胶布皮牵引包括胶布、绷带、扩张板、牵引绳、滑轮、牵引支架、重锤等，现在亦有现成的牵引套，若牵引力大应将床脚垫高。

皮牵引时注意事项：

1）适用于小儿及年老患者，皮肤必须完好。

2）牵引前需刮除汗毛，并用肥皂洗净，以便增加黏附力。

3）牵引重量一般在 5kg 以下，不宜过大，否则易损伤皮肤引起水泡,影响继续牵引。

4)骨突部位(如:内外踝部等)及主要浅表神经行走处应做局部的衬垫。

5)牵引时间一般为2～3周,并要定时检查伤肢长度及牵引部皮肤情况,及时调整重量和体位。

2)骨牵引:是用克氏针或斯氏针穿过骨骼特殊部位,通过牵拉克氏针或斯氏针沿肢体进行纵向牵引。因牵引力较大,往往需要一个反向力量做对抗,如下肢牵引可利用头低脚高位用身体重量做对抗,并应经常检查(如体边透视或摄片)有无过牵引,随时调整牵引重量,另外应注意针孔护理,预防针孔感染。

常用的四肢骨牵引术

(1)股骨髁上牵引

适用于:股骨上段骨折、股骨粗隆间骨折、股骨颈骨折、骨盆骨折伴骨盆环变形以及髋关节脱位(尤其是中央型脱位)。

穿刺点:进针点先在髌骨上方1cm处的水平线与股骨内髁最高点的纵线交叉点,也可直接选择股骨内髁最高点稍上方(有骨质疏松的老年人应更高)。

方法:患肢放于布朗架或托马架或骨科牵引床上,足摆放在中立位。消毒后局麻,进针前应将皮肤稍向上牵拉少许。在进针点切一约0.3cm长小口,斯氏针与大腿纵轴垂直,水平击入或用手摇钻钻入,穿过对侧骨皮质后,再局麻后穿出对侧皮肤,注意针两侧外露部分应等长,针两头用胶布包裹或用小瓶套入。牵引重量应根据年龄、肌力大小及骨折部位及骨折类型来决定,一般为体重的1/7左右,若牵引力要求过大,应将床尾抬高。

(2)胫骨结节牵引

适用于:股骨中、下段骨折以及股骨髁上牵引的全部适应证。与股骨髁上牵引比较,牵引力稍小,不适用于过大重量牵引,由于不穿过关节囊,因而对膝关节功能影响小,引起膝关节僵硬的机会少。

穿针方法:准备工作同股骨髁上牵引。

进针点:在胫骨结节下方1cm划一条水平线,与腓骨小头前缘划一条纵线的交叉点。方法与股骨髁上牵引方法相似,由外向内,避免损伤腓总神经。牵引重量一般为体重的1/8左右。

(3)跟骨牵引

适用于:胫骨平台骨折、胫骨下端骨折、股骨髁上骨折、胫腓骨开放性骨折、胫腓骨不稳定性骨折,尤其是严重粉碎性骨折等。

穿针点:内踝下端至跟骨内侧下缘顶点连线的中点。

穿刺方向:由内向外穿针,避免损伤胫后动脉。

牵引重量:4~6kg。注意不宜过重,避免过度牵引,应定时复查,维持重量2~3kg。

(4)跖骨牵引

适用于:跖跗关节脱位手法复位困难或复位后不稳定者及楔骨、舟状骨压缩性骨折。

穿刺方法:根据需要,选择穿刺固定1~4跖骨或2~4跖骨,穿针方向可由内向外,也可由外向内,但要注意勿伤及跖趾关节。

该牵引力向上,而向下的对抗牵引力可利用小腿超踝管形石膏,也可用跟骨牵引做对抗。

牵引重量:2~3kg或更大,复位后维持重量1~2kg。

(5)尺骨鹰嘴牵引

适用于:肱骨颈部骨折、肱骨干及肱骨髁间、髁上粉碎性骨折复位困难或难以固定者及陈旧性肘关节脱位。

穿针点:尺骨鹰嘴下方3cm处向尺骨嵴两侧旁开2cm。

穿刺方向:由内向外,避免损伤尺神经。

牵引体位:患者仰卧,前臂放于布带上,肘屈曲90°向上提起牵引弓,使上臂垂直于床面,用2根牵引带,1根牵引骨牵引弓,1根牵引布带,前臂放于水平位。

（6）指骨牵引

适用于：掌骨及近节指骨不稳定性骨折。

穿针点：位于末节指骨基底部。

牵引装置：可用特制的指骨牵引架或超腕前臂石膏管形，再用较硬的钢丝弯成"U"形，插于石膏内，用橡皮筋连接穿刺针到牵引装置远端。

（7）颅骨牵引

适用于：颈椎骨折或颈椎骨折伴有颈椎脱位。

定位：两侧乳突连成一冠状线，再将鼻尖与枕骨粗隆连成一矢状线，两线交叉点即为中点，张开颅骨牵引弓，在冠状线上，向两侧对称的点即为牵引点，一般为中点旁开 8～12cm 处，但要注意，距离过小牵引弓容易脱落。另一种定位方法定点为两侧耳尖与头顶作连线，与冠状线的两个交点为牵引点。

方法：患者剃去头发，取仰卧位，颈两侧垫沙袋固定，用甲紫（龙胆紫）定位。消毒后于定位点局麻，切约 0.3cm 长小口，达颅骨表面，用带限深器的钻头，垂直于颅骨板钻通颅骨外板，安放牵引弓，拧紧并缩小牵引弓两针之间距离，然后用手大力试牵引（为避免术后牵引弓脱落），针孔用无菌敷料覆盖，系绳绕过床头滑轮。

牵引重量：一般为 6～8kg，必要时也可用至 10kg 以上，复位后改维持牵引 2～3kg。

几种特殊牵引

（1）垂直悬吊皮牵引

适用于：3 岁以下儿童的股骨骨折。

方法：用胶布条固定于双侧小腿及膝部，患儿平仰卧位，双侧髋关节屈曲 90°。双下肢垂直向上，利用躯体做对抗牵引力。牵引力以臀部离床面少许即可。

（2）枕颌牵引

适用于：较轻度的颈椎骨折、颈椎间盘突出症等。

根据患者牵引时的体位，分为水平牵引与垂直牵引 2 种。

牵引重量:水平牵引 3～4kg,垂直牵引 6kg 以上,根据病情及患者头部重量而定。

(3)骨盆兜悬吊牵引

适用于:骨盆骨折向两侧分离及耻骨联合分离。

方法:用骨盆兜兜住骨盆,两端用木棍相连。通过木棍用绳索上提,通过牵引器或牵引架牵引。

牵引重量:以臀部离开床面少许为宜。

4.外固定架固定　骨外固定架(也称骨外固定器)固定术是一种介于内固定与外固定之间的特殊固定方法,它以经皮方式将钢针或螺纹钉固定于骨骼,再将支架在皮外连接于固定针,形成一稳定的框架结构,其稳定性取决于组成支架的材料的钢度、韧度以及各连接部分的稳定程度。

骨外固定器历史悠久,种类繁多。19 世纪末即开始将简单的外固定架用于临床,当时是用单根骨针固定,直到 20 世纪 50 年代,外固定架有了多种改良后,在临床上取得了一定疗效。1954 年,瑞士人 Hoffmann 总结了 10 多年的外固定架的使用经验并发表了一系列文章,在欧美地区得到了一定范围的推广。同时期苏联人 Ilizarov 研制了全环式外固定器,此后的 20 年时间里,在外固定器的结构上及材料上有了迅速发展。到 20 世纪 70 年代,得到骨科界普遍认可,广泛应用于骨折治疗、肢体延长、关节融合、畸形矫正等。在我国,李起鸿在 Ilizarov 支架基础上,研制出半环槽式外固定架(1982),使得操作简单许多。1989 年,夏和桃研制了组合式外固定支架。1984 年,意大利人 Bastiani 研制了单边式支架,使操作更为方便。20 世纪 90 年代初,于仲嘉在 Bastiani 支架的基础上改进了结构,型号多样化,达 20 多个型号,应用于身体各个部位,如四肢、骨盆骨折及长骨多段骨折,取得了良好的效果。

(1)外固定架的构造:外固定支架的基本结构包括固定针、固定针夹块、连接杆。根据基本结构的构型不同,组合成各种外固定器。固定针是骨骼与外固定支架之间连接成一稳定框架结构的中间结构,外固定器的弹性固定也是通过固定针来实现的。

固定针的力学部分有 3 处:①钉-骨界面:要求固定牢固,固定针体要求一定的强度和韧度,以达到牢固固定与弹性固定的目的。②钉尾与夹块之间抓持:要强有力,达到三维稳定,避免微动,各型外固定器的固定针不同,有克氏针、斯氏针、螺纹钉等。③连接杆:是外固定器的主体部分,其力学性能决定了外固定器的整体稳定性,制作连接杆的材料有铝材、钢材,还有可透 X 线的塑料、高分子合成材料等,连接杆的压缩一延长功能可以通过移动固定夹来实现,也可由套筒式连接杆或螺纹杆的上下移动来完成。

外固定支架的固定方式包括单边单平面、双边单平面、多边多平面及随意针固定。

(2)外固定支架的优点

1)手术创伤小,即使闭合复位困难需要切开复位,也只需切小口。

2)骨折断端干扰小,无须剥离骨膜,对骨折端附近肌肉等组织损伤也小,有利于骨愈合。

3)操作方便,缩短手术时间。

4)骨折端可以施加压力,且加压可连续进行,有利于骨愈合。

5)可以施以撑开力,以维持骨的长度及外形。

(3)适应证

1)四肢开放性骨折、粉碎性骨折。

2)断肢再植的骨折固定。

3)伴有骨缺损的骨折,需要维持肢体长度的。

4)陈旧性骨折,或伴有骨不连、延迟愈合者。

5)伴有感染的骨折。

6)病理性骨折。

7)全身情况差,不能承受较大手术者。

8)多发骨折,多部位需要固定者。

9)伴有多发伤复合伤的骨折,须简单处理。

10)患者不愿意接受二次手术的骨折。

(4)缺点及并发症

1)针孔感染及针孔渗液。

2)生活不方便,尤其在冬季穿衣服时。

3)恐惧心理。

4)支架露在皮外影响美观。

5)影响关节活动,尤其在股骨骨折时应用钢针限制了肌肉收缩及阔筋膜的滑动。

6)固定针松动及滑移。

(5)外固定架基本操作:各型外固定架的结构不同其操作有所不同,但其基本步骤为复位、穿钉、安装连接杆。若为闭合复位,往往需在安装连接杆后透视下复查或调整。

(6)外固定器的理想要求:目前,各型外固定器各有优缺点,既有合理的一面,也有需要改进的部分;一个理想的外固定器应具有几个方面优点:

1)操作简便:穿针要求随意性强,支架安装及拆卸简单。

2)钉骨界面要求牢固固定,不易松动,螺纹钉为旋入式,钉骨界面固定牢。

3)钉与夹板之间牢固固定,避免微动。

4)钉间距大,钉组间距小,其稳定性能好。

5)固定针的钢度强、生物性能好,具有一定的韧性,满足弹性固定要求。

6)连接杆轻巧、坚固,能透 X 线。

7)压缩与牵开功能于一体。

8)连接杆靠近肢体。

临床常见的外固定支架

骨外固定器经过几十年的发展,其种类繁多,结构各异,各有优缺点,具有代表性的外固定器有 Hoffmann 外固定器、Ilizarov 全环式外固定器、李起鸿半环槽式外固定器、钩槽式外固定器、AO 外固定器、组合式外固定器、Bastiani 骨外固定器等。

1.半环槽式支架

(1)特点:为多针多边多平面式,穿针可选择任意合适部位,多针在不同平面穿过肢体两侧,因其固定针细小,故对肢体损伤小。连接杆为螺纹杆,半环型弓环可在螺纹杆上做纵向长距离移动,固定针夹块为栓式,可做任意转动,其稳定性能依靠多针在多平面的均衡的延长及加压力来实现。因其固定针为细小的骨圆针,故弹性固定性能好,多维稳定,固定牢靠。但安装及拆卸操作复杂,结构庞大,生活不便。较适合于骨延长术、关节融合术及各种四肢骨折。

(2)基本构造

1)固定针为 2~2.5mm 克氏针。

2)弓环为约占周长 4/5 环状,分大、中、小号,一组往往需 2~3 个同一型号弓环,其上有供固定夹随意移动及安放连接杆的槽。

3)固定夹为嵌槽栓子。

4)连接杆由 3 根螺纹杆组成。

5)螺母、旋转时在螺纹杆上下移动,起加压和延长作用,两螺母相对靠近挤压固定弓环。

6)侧方加压器用于大骨块的复位固定或侧方移位、成角畸形的复位固定。

(3)操作方法

1)复位:手法复位或切开复位。

2)穿针:常规选择 3 个平面穿针,在同一平面由 2 枚克氏针呈 25°~45°交叉穿针,与骨干垂直,穿过肢体两侧皮肤。若需增加固定强度,可增加固定。

3)安放侧方加压器:对斜形、螺旋形骨折及有大骨块时可加用侧方加压器固定。

4)固定:将固定针固定于弓环上,再安放 3 根螺纹连接杆,旋转螺母,将弓环夹紧,根据需要延长或加压。

2.组合式外固定器

(1)特点:通过各种部件的组合,可组成各种构型,如单边单平面、双边单平面、三角式、方框式、半环式等,以适应各种骨骼的固定。该支架灵活、通用、穿针随意性强、操作容易,适用于各种骨折、骨缺损、骨不连及骨延长手术。

(2)基本构造

1)固定针有 3 种,即用于全针固定的斯氏针、用于半针固定的 Schanz 针和加压用的加压针。固定夹为四槽式,在固定杆上可上下移动及转动,可夹持来自任意方向的固定针。

2)连接杆为圆柱形,有单纯固定和伸缩固定 2 种。

3)弓环用于安装固定夹。

4)矫形垫片有平垫和斜坡垫 2 种,用于横向固定针及斜向固定针的固定。

5)万向接头起固定连接杆与弓环的作用。

6)连接杆固定夹可同时固定 2 根平行的固定杆。

(3)操作方法

1)复位:手法复位切开复位均可,但股骨干骨折一般以切开复位为主。

2)穿针:对股骨一般选用斯氏针全针固定,对胫骨及上肢可选用 Schanz 针半针固定,对较大的骨块或侧方移位做加压针固定。穿针尽量在同一平面,但针间不要求平行或垂直于骨干。针间距不宜过小,一般不少于 4cm,距骨折断端及关节面不少于 2cm。Schanz 针及加压固定针应先钻孔,斯氏针可直接钻过肢体两侧。

3)固定:先安装固定夹,再安装连接杆及弓环,对有大骨块及侧方移位者最后安放加压固定针。

3.Bastiani 骨外固定器

(1)特点:Bastiani 骨外固定器为单边半针固定。该外固定器引进我国后,经过改进,目前已拥有多种型号,包括微型用于掌指骨骨折,三关节型用于多段骨折,超关节型用于关节内骨折或近关节骨折,以及骨盆支架、髋部支架等。在我国目前已普遍应用于临床,临床上又称为"单侧多功能外固定支架"。

(2)基本构造

1)固定针为半螺纹,前端带螺纹,尖端稍细,拧入两侧骨皮质,其抗拔力强,钉-骨界面固定牢。螺纹钉有粗纹和细纹 2 种,粗纹用于松质骨,细纹用于皮质骨。

2)固定针夹块宽大,有 5 个钉槽,一般选用 2 个钉槽,距离越大稳定性越好,钉槽与钉接触面广,夹持螺纹钉有力、稳固。

3)万向球头关节是该外固定器主要特色,可做 360°的旋转及 60°的摆头,因此允许穿钉时有一定的偏差。

4)连接杆粗壮有力,套筒式连接可拉长及缩短以完成牵伸及加压作用。

5)结构简单且均为半边式固定,因此对患者功能锻炼影响较小,尤其使患者下地行走方便。

(3)不足之处

1)钉间距短,钉组间距过大,远离骨折端,因此稳定性稍差。

2)穿钉须在模具下进行,不能随意穿钉。

3)对骨折端的加压及延伸为偏心性,受力不均匀,加压时可致骨折端移位。

4)连接杆中部的套筒式伸缩装置距离偏小,常出现伸缩空间不足。必须严格设计穿针点。

5)固定钉较粗大,钉孔反应及感染机会多。

(4)操作方法

1)复位:手法复位或切开复位,复位后临时固定。

2)穿钉:根据不同骨骼的不同部位,选择不同型号的外固定器及相应的模具。在模具指引下,于骨折两端适当位置选择进钉点,一般位于骨折断端与骨端之中点为宜。于第一进钉点处切开一0.5~1cm的小切口,用直钳分离软组织,直达骨皮质,第一根钉可用模具,也可不用模具,但应垂直于骨皮质,将外套管连同管蕊定位器插入切口,顶住骨皮质,取出管蕊定位器,放入内套管,用低压电钻钻孔,钻过对侧骨皮质,勿过深,以免伤及对侧软组织,拧入螺纹钉,应过对侧骨皮质少许。其余3根螺纹钉应在模具指引下用同样方法钻孔拧入螺纹钉。在使用模具时应将模具的长度调整好,注意保留加压(或延伸)的距离。一般情况下拧入4枚螺纹钉,对不稳定性骨折也可拧入5~6枚螺纹钉。

3)固定:缝合钉孔皮肤后,安放外固定器,先拧紧夹块,放松万向关节及压缩延长装置,进一步复位满意后,锁紧万向关节,安装压缩延长器,适当加压或延长,锁紧连接杆上的压缩延长套筒。

(三)骨折内固定

1.内固定原则

(1)AO理论:由于X线的发现和消毒无菌技术的发展,20世纪50年代以前金属内固定物就已用于治疗各种骨折,并取得一定疗效,但同时也出现了如骨不连、再骨折、内固定变形折断、感染等并发症。尽管在许多国家都已开展了内固定手术,却缺乏系统的理论体系及治疗原则。50年代后期,AO学派总结了既往的内固定经验并提出了骨折内固定治疗的一系列理论,70年代成立了AO组织。由瑞士Robert Schneider教授发起,多位外科及骨科医师组成,以骨折内固定为主要研究目的的研究小组成立,命名为Association for Osteosynthesis,德文Arbeit für Osteosynthese(简称AO),在英语国家称其为The Association for the Study of Internal Fixation(简称ASIF)。AO对骨折的分类、诊断、治疗以及内固定材料的设计及操作技术进行了一整套系统的阐述,在世界各地延用至今。

AO 理论中关于内固定的治疗原则：

1)解剖对位：是一种理想的复位结果，对于所有关节内骨折后的功能康复具有重要意义，对于骨干及干骺端骨折恢复其长度、纠正旋转、维持轴线有着十分重要的意义，同时增加固定后的稳定性，为早期活动提供条件。

2)坚强固定：坚强的内固定使骨折端达到"绝对的稳定"，实现骨折一期愈合(指没有外骨痂情况下的愈合，外骨痂的出现被认为是不稳定的间接证据)。坚强的固定为早期功能锻炼提供了条件。

3)立即活动：指早期无痛下的活动。早期活动可避免"骨折病"的发生，如：肌肉萎缩、关节功能障碍、骨质疏松等。

4)无创操作：并非绝对无创伤，是指手术操作时对骨折端附近软组织的破坏尽量少，包括皮肤、肌肉、骨膜等。

AO 原则的核心是解剖复位后通过骨折端的加压固定，消除微动，使骨折端达到绝对稳定，即无骨痂状态的一期愈合，从而实现无痛状态下的立即活动。AO 技术经历 40 多年的发展，逐步成熟，已形成了一整套理论，在世界各地得到普及并取得了较好的疗效，尤其是无辅助支具下的早期活动，使关节功能恢复较快，避免了废用性肌萎缩的发生。AO 于 1969 年设计了动力加压接骨板(DCP)，该接骨板的螺钉孔呈偏心斜坡状，钻空时选在螺钉孔内远离骨折一端，当拧入螺钉时钉头从钢板表面斜滑向骨表面过程中，使骨折断端间产生轴向挤压力，即动力加压固定，这也是 AO 最早的杰作。

实际上，AO 理论的无创操作与解剖复位坚强固定两者难以得兼，为达到解剖复位及固定的要求，往往必须切开较多的软组织，甚至进行大范围的骨膜剥离，势必造成骨折端的血供严重破坏。在近些年来的临床实践中，AO 坚强固定的弊病不断出现，由于应力遮挡造成的钢板下骨质疏松、骨痂生长迟缓甚至出现骨不连，在去除钢板后发生再骨折的情况常常发生，因此不得不延长取钢板时间。有人做过 AO 钢板固定后骨折端的生物力学研究，发现经加压钢板固定后骨折端的骨小梁排列顺序紊乱。

(2)BO理论:针对AO理论过分强调生物力学固定而带来的诸多弊端,如骨质疏松、延迟愈合、取出内固定后的再骨折等(称为"骨折病"),在20世纪90年代,AO派学者经过反思后,相继提出由生物力学固定向生物学固定的转变,真正意义上重视AO理论中的微创操作及骨折端生理环境的保护,最大限度地保护血供。BO理论实际上是将AO理论的核心转移。BO概念包括:

1)不过分强调解剖复位。

2)远离骨折端进行复位,减少对骨折端生理环境的破坏。

3)使用低弹性模量的内固定材料。

4)内固定的有限接触。

Palmar(1999)指出:"骨折的治疗必须着重于寻求骨折稳固和软组织完整之间的一种平衡,特别是对于严重粉碎性骨折,过分追求解剖学重建,其结果往往是既不能获得足以传导载荷的固定,而且使原已损伤的组织的血运遭到进一步的破坏"。这一论点基本上反映了BO概念的核心。

BO概念具体体现在复位方法及内固定物的改良上。BO理论下的复位是在尽量减少软组织损伤的前提下进行的,且内固定物对骨折周围生理环境影响降到最小,统称为微创系统,缩写为LISS。间接复位的基本要求是做常规切口进入骨折部位后,不剥离骨膜,远离骨折端使用器械进行复位,或是利用钢板的挤压作用实现,即将钢板预弯成形,将钢板与骨折的一端固定后,通过钢板与骨折的另一端贴附和挤压,使骨折复位。这一方法适用于胫骨干的短斜形骨折,若复位仍困难,可以用带尖的复位钳或克氏针撬拨来协助复位。间接复位方法可以有效地保留碎骨片与骨膜及软组织之间的附着,对于重度粉碎性骨折的复位,是通过软组织绞链作用得以复位,无须追求解剖复位。

实际上,无论是AO理论中的直观下的解剖复位,还是BO概念下的远离骨折端的不强求解剖复位,均带有片面性和极端化。若能在直观下采用最小的损伤,避免破坏骨折端的生理环境下达到解剖复位或近解剖复位,才是符合临床实际要求的处理态度,毕竟骨折解剖复位是获得骨折复位后稳定的重要因素。另外应根据不同部位骨折的特点,采用灵活的复位方法及复位要求。总之,复位固定的最终目的是为了获得早期骨愈合及达到良好的功能康复。

BO概念下的内固定方法包括各种微创钢板、不扩髓的髓内针技术及有限内固定等。

(3)加压固定原则:加压指两个面之间相互挤压。按部位分为骨折断端间加压和骨折块间加压。按时间分为静力加压、动力加压和静动结合加压。

1)骨折端间加压:又称为轴向加压,可以减小或消灭骨折断端间隙,同时使断端之间产生挤压力。动力加压钢板是通过特殊设计的钢板螺钉孔来实现。预弯后的钢板在拧完全部螺钉后也可产生骨折断端偏心挤压作用,但是弯度不宜过大,以防螺钉拔出,同时要注意预弯后钢板的螺钉安放顺序,先拧入中间两孔并加压。交锁髓内钉在完成远端锁钉后回抽时可产生轴向加压作用等。斜型骨折的螺钉加压:长骨干横形或>60°的短斜形骨折,特别是骨折面呈锯齿状时,一般可以通过轴向加压可以达到良好的固定。若骨折面倾斜度<40°,轴向加压时由于剪切力的缘故可能会造成移位。此时可通过拉力螺钉,垂直于骨折面固定。

2)骨折块间加压:在完成轴向加压时,往往骨折块也同时加压,对于游离的骨折块可以通过拉力螺钉实现,也可以用普通螺钉通过扩大钉尾侧骨皮质孔,使其失去螺纹作用来实现加压,从而达到骨折块间加压的目的。

3)静力加压:也称一次性加压,其压力一旦形成往往不会改变,如加压接骨板、拉力螺钉、螺栓等。

4)动力加压:也称连续加压,其连续的压力来自于内固定物本身,如预弯后的钢板、形状记忆合金等,也可以来源于肌肉收缩或负重产生的轴向压力,如动力加压交锁髓内钉或普通交锁髓内钉解锁后,梅花钉等术后的负重行走。张力带固定也是将分离力转变成加压动力。

5)静动结合加压:骨折固定的早期,因需要牢固的坚强固定而采用静力性固定,随着时间的推移,骨折端有了一定的稳定程度,再将静力性固定转化为动力性固定。如股骨不稳定性固定,采用静力性交锁髓内钉,6~8周后骨折端软骨痂形成,取出一端锁钉,改静力固定为动力固定,采用单侧多功能外固定器的早期锁定压缩延长装置,1~2月后解除锁定,变静力固定为动力固定。

(4)支持原则:由于长骨的干骺端由大量的松质骨及较薄的皮质骨组成,对抗压力的能力较弱,易受到压力及剪力性变形造成皮质骨粉碎,致压缩性改变。如果在对侧(张力侧)安放加压钢板,由于压力侧已粉碎,不能承受来自加压钢板带来的压应力,也就是缺乏支撑力,这时应考虑使用能够克服压力作用的支撑钢板。另一方面由于长骨干骺端粉碎性骨折造成短缩倾向.应采用支持钢板,如桡骨远端、胫骨上端或下端粉碎性骨折。支撑钢板设计有1或2个卵圆形支撑孔,孔的形状与加压钢板的加压孔相同,只是在钻孔的部位选在卵圆孔的近骨折端,当拧入螺钉时,钉头在孔的斜坡上滑移产生支撑作用。安装螺钉时,先安放不带支撑孔一侧的螺钉,再安放支撑孔螺钉及其余螺钉。由于干骺端骨表面形状不规则,安放前应塑形。

(5)有限内固定原则:任何一种内固定各有优缺点。无论钢板或交锁髓内钉,虽然可以取得坚强固定的效果,但对骨折局部的生理干扰总是难免;再者,坚强固定带来的应力遮挡,如骨质疏松、骨折延迟愈合、骨不连等时有发生。

如果用较少的内固定物及简单的微创操作技术能使骨折固定后达到有效的稳定,并在较短的时间内达到骨愈合,并且不影响关节的功能康复,这种内固定称之为"有限内固定"。

有限内固定是相对的,针对"内固定过度"而言,如:单纯的斜形胫骨骨折,用1~2枚螺钉固定或钢丝捆绑,由于腓骨的功能完整,因此简单内固定完全可以达到稳定的效果,无须采用坚强的钢板或髓内钉固定。如何掌握"有限"的尺度,要根据骨折的部位、骨折类型、复位后的稳定程度、骨折的生长速度以及医师的经验而决定。

1)有限内固定适应证

①稳定性骨折或复位后稳定的骨折,如单根腓骨骨折。

②非负重部位的骨折,如肋骨骨折、髂骨翼骨折。

③儿童骨折,因其愈合快,无须长时间依赖内固定支撑。

④老年、体弱者不能耐受复杂内固定手术者。

⑤多发骨折或重度复合伤,须同时手术者。

⑥因其他疾病须长期卧床且不能做早期功能锻炼者,如合并脊柱骨折须长时间卧床的下肢骨折者。

2)有限内固定的优点

①操作简单、省时,尤其对多发性骨折合并全身情况较差时,更显优势。

②损伤小,可以采用闭合复位或小切口,不剥离骨膜,对骨生长环境干扰少。

③取内固定容易,甚至无须住院。

④价格低廉,减轻患者经济负担。

3)有限内固定术的应用前提:虽然有限内固定术有许多优点,但不能盲目追求,以免发生内固定松动及再骨折。

4)有限内固定常用的内植物:钢丝、螺钉、克氏针(或斯氏针)、螺栓等。

5)有限内固定结合外固定:针对不稳定的四肢粉碎性骨折、螺旋形骨折、斜形骨折等,单独使用外固定(夹板、石膏、外固定器等),只能起到远近骨折段的相对稳定,即使操作中复位满意,但由于骨折断端不稳定以及来自四肢长骨两端强大的机械应力而造成骨折端复位失败。而选择复杂的内固定,骨折端的不稳虽然得以解决,但随之带来的骨折端生理环境的破坏,易造成骨延迟愈合或骨不连等。将两者的优点有机地结合,即采用有限的内固定使骨折断端满意地复位固定,保持骨折处的结构完整的同时,再辅以长节段的外固定以减少骨折端的剪力和折弯力,既达到了复位固定牢固,又保护了骨折生长的生理环境。在辅助外固定器材中,外固定器优于夹板和石膏。外固定器固定既确切可靠,又不需超关节固定,可做早期关节功能锻炼。这种方法最适合于长骨干粉碎性骨折。

(6)张力带原则:当骨骼承受应力作用时,就会产生相应的变形。偏心位承重的骨骼都承受弯曲应力。弯曲应力包括压力与张力,一般来说凸侧产生张力,凹侧产生压力。张力使骨折的移位表现为分离。一般情况下骨骼的破坏(骨折)总是先从张力侧开始,最后波及压力侧。实验证明,骨骼抗受压能力较强,抗拉伸能力较弱。因此在选择内固定时,应考虑到对抗张力,使张力减少抵消,或使张力变为压力的原则,即内固定的张力带原则。

临床常见的张力带固定:

1)股骨干骨折:将加压钢板放置在凸侧(前外侧)。

2)髌骨骨折:使用克氏针固定后,用钢丝绕过克氏针两端,放于髌骨前面(张力侧)。

3)肩锁关节脱位或锁骨外端分离性骨折:将钢丝置于上方。

4)尺骨鹰嘴骨折:纵向穿针后,钢丝绕过鹰嘴后方。

5)撕脱性骨折:如内踝骨折分离、肱骨大结节撕脱、股骨大粗隆撕脱、肱骨内上髁撕脱性骨折等,均可采用张力带固定。

2.内固定手术时机选择　就骨折本身而言,手术时机越早疗效越好,可以减少疼痛,缩短住院治疗时间;再者骨折早期解剖清晰,机化组织尚未形成,复位效果好。如果骨折合并其他脏器损伤,如胸、腹腔脏器损伤,泌尿系损伤,颅脑损伤,失血性休克等,骨折的手术必须延期。因此,关于骨折的手术时机,应综合考虑急诊手术和限期手术。

(1)急诊手术

1)开放性骨折:在全身情况允许下应立即手术,原则上不宜超过

8h。污染较轻者,可适当延长。

2)伴有血管损伤:指大血管损伤须行血管重建者。

3)脊柱骨折并脊髓严重受压,出现不全截瘫者,应急诊手术。但脊髓损伤致完全性截瘫,是否需急诊手术意见不一。

4)四肢骨折合并骨筋膜室综合征者,应尽早行减压同时完成内固定。

5)关节脱位合并骨折,手法复位失败者,需尽早切开复位。

(2)限期手术

1)合并其他脏器损伤、失血性休克等,须等全身情况好转后尽快手术。

2)局部软组织损伤严重,出现水疱,应待肿胀消退,软组织情况好转后手术,一般在伤后5～7d进行为宜。过早手术易造成术后感染,且术中出血较多。

3)软组织挫裂伤合并不同程度的污染,宜先清创缝合,待伤口愈合无感染时进行手术。

4)手法复位后再移位或手法复位后不稳定者,一般要求7d以内复查,便于手术。

5)合并周围神经损伤,如肱骨骨折合并桡神经损伤、股骨骨折合并坐骨神经损伤等宜尽早手术。

6)多发性骨折,全身情况允许者,应早期手术,便于护理。

3.内固定方法　　根据不同骨骼的不同部位,选择内固定的方法及材料亦不同,四肢长骨干骨折一般采用髓内钉及钢板内固定,骨端骨折一般采用与骨骼形状相吻合的钢板固定,不规则骨一般选用随意塑形的重建钢板固定,撕脱性骨折可单独使用拉力螺钉,也可使用钢丝张力带,长斜形骨折可采用有限的钢丝捆绑或皮质骨螺钉,髋部骨折可根据骨折部位的高低而采用髋拉力螺钉、钉板(如滑动鹅头钉等)固定等。总之,内固定方法的选择并非一成不变,除依据不同骨骼不同部位外,还要考虑到骨折的类别、稳定程度、年龄以及医师的习惯和对内固定器材掌握情况来决定。

常用内固定材料

1.螺钉

(1)全纹螺钉:该螺钉一般与钢板同时使用,少数情况下也可单独用于皮质骨的简单固定,一般不用于松质骨固定。该螺钉螺纹较浅,无自攻性能,在拧入前常需要攻丝,螺钉尾槽有一字、十字及内六角形,而内六角形尾槽使用方便,旋入力强,目前常用。钻孔时宜选直径较螺钉直径小 0.3～1mm,也就是螺钉去螺纹后直径的钻头。

(2)半螺纹螺钉:也称拉力螺钉或松质骨螺钉,一般用于松质骨的固定,也可用于需要起拉力合拢作用的皮质骨。该螺钉体部无螺纹且较细,头部带螺纹,螺纹较普通螺钉深,把持力强,在拧入螺钉时.螺钉头部前进,不断将远端拉向近端,而近端无螺纹骨皮质不移动。该螺钉型号较多,一般较粗。使用时一般也需要攻丝。

(3)自攻螺钉:该螺钉在钉头部纵向开一攻丝槽,槽的边缘螺纹中断,锐利,使用时不用攻丝,使用方便,可省时。但在进钉时因其强大的自攻挤压作用,往往引起螺钉附近骨块的移位,故一般较少用于粉碎性骨折的碎骨片及骨折端处。

(4)可吸收螺钉:由一种非金属高分子材料制成,有生物降解性能,但其刚度、强度较低,一般用于骨端骨折、关节内骨折及受力较小部位的骨折。其优点为无须二次手术。

(5)空心加压螺钉:实际上是一种特殊的拉力螺钉,其中间为空心,贯穿螺钉全长,可通过一枚适当粗细的克氏针。该克氏针作为导针用,主要用于螺钉安放空间较小的骨折或需要准确安放螺钉的骨折,如股骨颈骨折、胫骨平台高位骨折、股骨髁间骨折等。

2.螺栓　螺栓是将螺杆的前端加一螺帽,固定于骨皮质外。在旋转时,螺帽和螺栓尾部的钉头之间的距离缩小时使骨折得以加压。螺栓可以被看成一种特殊的加压螺钉,因其从骨皮质的两侧相对加压,与依靠松质骨的把持力的拉力螺钉相比,螺栓的拉力更大。螺栓主要用于需要强大合拢力的骨端的劈裂骨折,尤其是合并骨质疏松的老年人骨折。

在使用螺栓时,配以宽大的垫片会加大螺栓的拉力,同时可避免螺帽及钉头嵌入骨皮质内而失去拉力作用。

3.接骨板

(1)自动加压钢板与支撑钢板:以上两种钢板的主要特点均在于钢板孔结构的设计上,其钢板孔呈卵圆形斜坡状,在卵圆孔的一边偏心钻孔后,当螺钉拧入时,从孔的斜坡高处滑向低处时,螺钉连同骨皮质纵向位移。若向骨折端方向纵向位移,则为加压;若反向位移,则为支撑。动力加压接骨板(简称 DCP)是指在使用加压钢板钻孔时,选在钢板卵圆孔的远离骨折端的一边;在使用支撑钢板时,钻孔选在靠近骨折端的一边。加压钢板与支撑钢板为 AO 的早期代表性接骨板。

(2)有限接触钢板:由于普通接骨板与骨皮质表面广泛而紧密地接触,使骨膜受到挤压,造成骨膜血供破坏,甚至钢板下软组织坏死;再者钢板下缺少骨痂生长空间,因此当拆除钢板后,骨痂少或无骨痂,易造成再骨折。有限接触钢板是在加压钢板的基础上,将钢板的骨接触面进行处理、改进,使之成为非平面接触,如葫芦状、点状、波纹状、桥式接触等,大大减少了钢板与骨表面的接触。

1)AO 有限接触钢板:是 AO 最早推出的有限接触钢板,也是目前普遍使用的一种。与骨接触部分为钢板孔周围及板孔之间中线狭窄部分,其接触面如葫芦状,其安放螺钉的操作同普通加压钢板。

2)点接触钢板:将钢板的骨接触面设计成均匀排列的点状,每一个点呈微型锥状,在施以加压时,若骨表面不甚平整,其点尖部分可深入骨皮质少许,使钢板与骨表面受力趋于均衡。点接触钢板进一步减少了钢板与骨表面的接触。

3)桥式接骨板:主要用于严重粉碎性骨折。该钢板的中间部分(主要在粉碎区段)呈弯弧形,该部分不与骨表面接触,也不需要钢板孔,在钢板两端分别以 3 枚或以上螺钉固定。

该钢板固定的坚强程度较其他加压钢板稍差,一般在特殊情况下使用。

(3)微创内固定系统钢板(LISS钢板):是一种BO概念下的内固定钢板。

1)结构:钢板孔带有螺纹,螺钉头亦带有与钢板孔相匹配的螺纹,钉板之间可以锁定,呈稳定状态。该钢板可被看做为一内支架结构,故钢板与骨之间无须紧密接触,因此可避免术中因拧紧螺钉而造成骨折端复位丢失,同时也避免了钢板挤压骨膜而造成骨愈合困难及骨表面软组织挤压坏死,引起感染。

2)微创操作:手法复位,必要时可采用撬拨,不强求解剖复位。于远离骨折端处切开3cm左右的切口,切开深筋膜,不切开骨膜,用骨膜剥离器在深筋膜与骨膜之间建立一潜行隧道。接骨板稍做预弯后,经切口插入潜行隧道放好位置,钢板两端各插入1枚克氏针维持钢板位置,在孔之相应位置切小口,在专用模具下钻孔,拧螺钉。骨折远近端各拧入4枚螺钉,其中至少2枚需用LISS锁钉螺钉,其余为标准螺钉。LISS钢板主要用于胫骨上段、胫骨下段及股骨下段骨折。安放钢板位置:胫骨放在内侧,股骨放在外侧。

LISS钢板最大限度地保护了骨折愈合必需的生理环境。缺点是闭合复位困难,操作比较复杂,费时多。

(4)锁定加压接骨板(LCP):是2001年AO组织在动力加压接骨板(DCP)和有限接触动力加压接骨板LC-DCP以及微创固定系统(LISS)的基础上研发出的一种全新的接骨板-内固定系统。

钢板特点:LCP最主要的改进之处在于钢板的螺钉孔。该螺钉孔将不带螺纹的普通螺钉孔与带螺纹的锁定螺钉孔,完美地结合在LCP的一个孔内,可以根据需要选择标准螺钉或锁定螺钉。标准螺钉偏心安放可起到加压作用。

锁定螺钉与接骨板之间的吻合,锁扣状态使螺钉具有良好的成角稳定性和固定的强度,因此不存在螺钉在孔内的摇摆,因此避免了在拧紧螺钉时的复位丢失。由于接骨板与骨面之间无须加压接触,保护了骨膜。锁定加压接骨板也可以作为普通加压接骨板使用。

LCP 不强调经皮插入,但骨膜必须保留,操作时较 LISS 简单许多,且适用范围较广。锁定加压接骨板(LCP)现在已成为 AO 接骨板的标准概念,集加压接骨板技术与生物学固定技术于一身。

(5)异形钢板:又称解剖型钢板。它是根据骨骼特定部位的解剖形态设计的。特别适用于四肢长骨的干骺端骨折及干骺端与骨干移行部位的骨折,以及各部位不规则骨骼的内固定。异形钢板的使用扩大了钢板内固定的使用范围。

(6)动力髋螺钉钢板(DHS 钢板)、动力髁螺钉钢板(DCS 钢板):对于股骨粗隆部骨折及股骨髁部、髁上骨折采用普通接骨板只能解决骨折一端的固定,而骨折的另一端(股骨粗隆以上,股骨髁部)缺乏接收多根螺钉固定的空间的长度,若使用少数(一般 1～2 根)的普通螺钉达不到牢固固定的目的。若为粗隆间基底部骨折或股骨髁部"T"型、"Y"型骨折,1～2 枚普通拉力螺钉也不能满足骨折间隙处的加压,因此针对一端螺钉少须加压的情况下,将其改为单根粗大的强拉力螺钉(又称动力加压螺钉),即可完成骨折整体的牢固固定。将动力加压螺钉套人防旋转的套筒内即可解决单根螺钉的旋转问题。这种将钢板与动力加压螺钉组合起来的钢板称为动力髋(或髁)螺钉钢板。临床上主要用于股骨粗隆部各种类型的骨折及股骨下端包括髁上骨折及髁间骨折。

4.髓内钉 20 世纪 30～40 年代,法国医生 Kuntsher 设计了"V"形不锈钢针用于髓腔内固定,引起全世界骨科界的轰动,从此开始了髓内钉固定的时代。50 年代,梅花钉问世,在我国广泛开展,取得了一定的临床效果。以上 2 种髓内钉是靠钉的表面突起(棱角)与骨髓腔内壁的挤压力实现防旋功能,适应于长管状骨狭窄段骨折,对于粉碎性尤其伴骨缺损骨折的短缩倾向难以控制。70 年代开始针对髓内钉防旋问题陆续研制了各种形状的髓内钉,如:矩形髓内钉、分叉式髓内钉、鱼口状髓内钉、插销式髓内钉、髓内扩张自锁钉、带锁髓内钉和 Gamma 钉等。各种类型的髓内钉均有其优缺点,主要区别在于:①防旋强度;②操作的方便性;③对骨折处的生理环境的影响。

(1)髓内钉对骨折愈合的影响:移位的骨折首先造成髓腔内沿纵轴方向走行的髓内滋养血管的损伤,由骨外膜方向而来的血管呈横行进入骨皮质,骨折对其影响较小,因此骨折后的生骨主要由皮质外完成,临床上,骨折后外骨痂生长快且多,足以证明。当髓内钉插入骨髓腔时,髓内血管呈进一步破坏,但对骨折后的骨愈合(外骨痂形成)影响较小。Klein等人的活体犬实验研究表明,当胫骨插入髓内钉后暂时造成髓内血管循环的破坏,很快通过骨外膜血循环大大地代偿髓腔内血循环的缺失。

(2)髓内钉与钢板相比较,主要表现在:

1)可以有效地保护骨膜,使骨折后的主要骨愈合方式免于破坏。

2)钢板为偏心性固定,而髓内钉固定为中心性固定,更符合生物力学原理。

3)钢板为静力性固定,而髓内钉固定可为动力性固定,应力遮挡小。

4)长节段固定较钢板短节段对骨折断端成角应力小。

5)髓内钉取出时只需切开小切口抽出,损伤小。

6)由于带锁髓内钉在安放远端锁钉时有时困难,甚至锁钉失败,不得不在X线下安放,给医务人员带来伤害。因此,各种新型防旋转的内锁或髓内钉应运而生,如自锁式髓内钉、自动扩张自锁钉等。

(3)带锁髓内钉:带锁髓内钉由于解决了普通髓内钉的致命弱点——骨折端的旋转,大大扩展了髓内钉的应用范围。最新资料表明,在欧美等发达国家,治疗长管状骨骨折,髓内钉的使用率达90%以上。20世纪80年代以来,带锁髓内钉也是国内应用的主流。

(4)目前几种常用的防旋髓内钉

1)静力型带锁髓内钉:这是一种抗旋转性能稳定可靠的髓内钉。它是在主钉的两端通过锁钉穿过主钉中间圆孔固定于骨的两侧皮质。

Gross-Kempf 钉(G-K 带锁髓内钉)和 Klemm 钉是最具有代表性的带锁髓内钉,它具有抗旋性能强、防止短缩及成角的优点;但也有其不足之处,如:应力遮挡明显超过其他髓内钉,锁钉处的应力集中,增加了髓内钉断钉的发生率,另外,远端锁钉的安放有时比较困难,锁钉失败时有发生。

防止静力型带锁髓内钉的应力遮挡引起骨不连的措施:

①术中回抽:当完成远端锁钉后将主钉回抽,使骨折端紧密接合。

②术后动力化,一般于术后 6～8 周,骨折端相对稳定后,取出远端锁钉,使之在负重时产生轴向加压力。

③将锁钉孔的圆形改成卵圆形,使锁钉在孔内有一个轴向移位空间,实际就是动力化固定(这与动力型带锁髓内钉、一端不带锁钉完全不同),但不适合于具有短缩倾向的粉碎性骨折。

2)动力型带锁髓内钉:将静力型带锁髓内钉的一端(远端或近端)的锁钉解除,即成动力型带锁髓内钉。动力型带锁髓内钉允许髓内针在髓腔内滑移,不能起到抗短缩功能,因此,不适用于有短缩倾向的粉碎性骨折。至于要解除哪端锁钉应根据四肢长骨骨折的部位来决定,一般为髓腔窄的一端,否则失去抗旋转性能。

由于解除带锁髓内钉一端的锁钉,虽起到动力化作用,但抗旋转功能受影响较大,将一端的圆孔改制成卵圆孔,完全可以起到动力化作用,故也称其为动力型带锁髓内钉。卵圆型孔被称为动力孔。

3)Gamma 钉:它结合普通交锁髓内钉技术,将近端横行的锁钉改为滑动螺纹钉,固定于股骨头颈部,可为单根或双根。适用于股骨上端内侧皮质粉碎的股骨转子下骨折或反斜形转子间骨折,或合并转子间(或下)骨折的股骨干骨折。在安放髋螺钉时,要求主钉的深度及旋转度准确,因此手术难度要比交锁髓内钉大,技术要求高。

4)逆行股骨交锁钉:它是一种自下而上打入的交锁髓内钉,进钉点位于股骨髁间窝。该钉为直形,主要用于股骨中下段及髁上骨折。但要求股骨髁完整,锁钉牢固。由于股骨中下段略向前方有一弧形,而髓内钉为直型,因此进钉点应选在股骨髁间窝偏前方少许,避免自髁间窝中点进钉后造成骨折向后成角。

该髓内钉的使用须显露膝关节(一般用髌骨外脱位切口),因此术后对膝关节功能有一定影响。有人主张在关节镜下操作,以减小切口。但该手术若在闭合下操作,易造成骨屑遗留于关节腔,对功能影响更大。

5)Zickel钉:自股骨内外髁分别向上打入1枚矩形钉,钉尾带锁,钉头部分叉张开以防旋转。主要用于股骨髁上非关节内的骨折。因不需显露膝关节,故对关节功能影响小。

6)髓内扩张自锁钉(ZESN):是由李健民、胥少订于1992研制的一种自锁式髓内钉。它是靠髓内钉两侧的铡刀张开挤压骨髓腔内壁,起到防旋及防短缩作用。由于其防旋结构均位于髓腔内,不穿过骨皮质,故可避免应力集中,较G-K带锁髓内钉而言,不用担心锁钉失败问题,但锁定力相对较弱,防旋性能较差。

7)Fixion膨胀髓内钉:该髓内钉由金属薄壁管和4条纵向支撑侧柱组成,近端带螺纹口,内设单向阀门,插钉前金属薄壁呈压缩状,缩小了髓内钉的直径;插钉后向钉体内注入生理盐水使髓内钉顺应髓腔形状而膨胀,膨胀后4条侧柱呈矩形展开,紧密抵靠在髓腔内壁上,髓内钉全段与髓腔内壁骨界面产生坚强的衔接内固定效应,以达到防旋转作用。它采用自锁式固定技术,与G-K带锁髓内钉相比操作简单,无远端锁钉失败,无须扩髓。

该钉有3种型号:

①Fixion M型:不带锁钉,用于长骨中段附近骨折。

②Fixion L型:近端带锁钉,用于长骨近、远端骨折。

③Fixion PF型:近端带滑动式锁钉,用于股骨转子间骨折。

(5)带锁髓内钉应用的几个问题:

1)应力遮挡与动力化:G-K带锁髓钉孔的远、近端各为2个圆形锁钉孔,当4枚锁钉固定后,限制了骨折端的轴向的锁钉,使之动力化。

但骨折若在长骨两端的膨大部位,取出骨端的锁钉,有可能造成骨折不稳定,发生再移位或再骨折,应慎重行之。但也有学者认为,从临床实际看,静力型固定不影响骨折的愈合的时间,无须动力化。

AO带锁髓内钉主钉一端的2个锁钉孔,1个为圆形,1个为卵圆形,卵圆形孔为动力锁钉孔。根据需要,选择动力孔锁定还是静力孔锁定。

一般而言,对于稳定性骨折,如横形、短斜形骨折及Hensen分类法中Ⅰ、Ⅱ型粉碎性骨折,环形皮质接触50%以上且可以控制其长度及旋转的采用动力型固定,Hensen分类中不稳定的Ⅲ、Ⅳ型骨折采用静力型固定。

2)是否扩髓:髓腔内壁为坚硬的皮质骨,扩髓后再选择与扩髓器相一致的髓内钉,其力学性能更加稳定,扩髓后选择髓内钉的粗细有了可靠的依据,穿钉时不致造成穿针困难及骨折端爆裂。扩髓对髓内影响是暂时的,对骨外膜的生骨影响不大。

扩髓主要缺点在于增加感染的机会,偶有发生脂肪栓塞综合征及急性呼吸窘迫综合征。

一般而言,股骨更要求力学性能稳定,故宜选择扩髓,肱骨及尺桡骨可选择不扩髓技术,甚至不切开复位,胫骨骨折根据具体情况选择扩髓与不扩髓。髓腔内径明显不规则须扩髓,开放性骨折不宜扩髓。

3)是否切开复位:一般而言,闭合复位容易,可考虑不切开复位;反之勉强闭合复位,也可带来诸多副损伤,增加过多手术时间,且骨折端的解剖对位较难实现。有限切开复位是一种简便、易行且对骨折生理环境影响较少的复位方法,值得推广。

4)远端锁钉安放:远端锁钉安放失败是带锁髓内钉的一大难题,有时为安放远端锁钉,消耗大量时间,反复钻孔造成远端锁钉锁定不牢。常用的远端锁钉安放技术包括:

①C臂X线定位:这是交锁髓内钉最早使用的远端锁钉瞄准方法,其操作复杂且医务人员要遭受X线射线的伤害,目前很少应用。

②瞄准器的使用：由于交锁髓内钉安装器械的改进，准确度增高，目前已普遍应用于临床，取得良好效果。

③激光技术结合 C 臂 X 线技术。

④磁场定位。

⑤B 超定位。

⑥切开、中心点定位：这是在其他瞄准方法不能成功时所采用的一种方法。

第二章 创伤反应与各种并发症

第一节 创伤反应

当机体组织遭受严重创伤后,不仅能引起机体局部的损害和功能障碍,而且可通过神经、内分泌及体液系统导致全身性反应。机体的这种全身性反应,本质上是机体针对创伤损害因子的一种防御功能,是试图恢复机体内环境稳定的病理生理过程。这些创伤反应有多种,彼此间相互关联、相互影响,并且常常波及远离损伤处的组织及器官。反应的强烈程度与损伤的严重程度、损伤性质、部位及周围环境有直接关系。

创伤反应包括神经-内分泌系统反应、代谢和血液循环反应等,但各种创伤反应相互之间有紧密的内在联系而且互为因果,不应孤立看待。

一、神经-内分泌系统反应

(一)基本概念

如前所述,机体在严重创伤后的全身反应,主要是机体对创伤损害的一种防御机能,其主要是通过神经-内分泌系统反应来实现的。

机体在创伤刺激下,除了由创伤部位及血管壁血压和血容量感受体受到刺激,产生上行性冲动传送到中枢神经系统,通过高级神经活动,反射性刺激交感神经系统,从而激发和调节内分泌器官机能,产生神经-内分泌腺活动外,创伤后引起的恐惧、疼痛等强烈神经冲动也可以产生原发性或神经源性"休克"。通过神经反射并可激发心血管对缺血的反应,从神经源性"休克"转变为低血容量休克。此外出血、感染等都可引起神经生理反射反应。诱发出反射弧,激发下丘脑反应活动和最终的神经、内分泌和代谢等变化。

内分泌系统在创伤反应中的作用,是调节体内各器官与各种物质之间的平衡,使机体适应创伤反应导致的环境变化,以达到内环境新的平衡。内分泌系统的变化与调节,既受神经系统控制,也受体液成分变化的影响,以前者为主,神经系统通过神经释放神经冲动、刺激内分泌系统释出内分泌激素,后者再引起体液成分的变化,从而调节内环境的平衡。三者密切相关,相互牵连又相互制约。

内分泌系统分泌的激素通过血循环系统,传递到远离创伤部位的组织。这些组织内的效应器(一般认为组织效应器其实为激素受体),与激素结合后,首先作用于细胞膜内的腺苷酸环化酶(AC),继而再作用于细胞内三磷酸腺苷,生成环磷酸腺苷(cAMP),cAMP 在组织细胞内可激活一系列特异酶系统和生化反应,因而产生各种生理效应。

通常认为内分泌系统所接受的中枢神经系统的指令来自于下丘脑及中脑的中枢。创伤后体内的原发内分泌反应最主要的有 3 个系统,即:①下丘脑-垂体系统;②交感神经-肾上腺髓质系统;③肾素-血管紧张素醛固酮系统。

(二)下丘脑-垂体系统

下丘脑接受创伤刺激的传入信号后,经过综合,发出针对性的反应,可分泌几种释放激素,这些激素能促进垂体前叶分泌相应的各种促激素。下丘脑分泌的主要促激素包括:促肾上腺皮质激素释放激素、促甲状腺激素释放激素、促生长激素释放激素等。此外,下丘脑神经元合成的抗利尿激素和催产素,储存在垂体后叶并由此释放到血液循环中。

这一系统引起的反应在创伤后尤为重要。其中与创伤后反应关系最大的是垂体前叶受到下丘脑的促皮质激素释放因子(CRF)的作用后而释出的促肾上腺皮质激素(ACTH)。

1.促肾上腺皮质激素(ACTH)　在应激状态下的 ACTH 分泌主要由来自损伤部位的神经刺激所激发。下丘脑受到刺激后分泌上述促皮质激素释放因子进入垂体前叶,引起 ACTH 的分泌。此外,大脑皮质对 ACTH 的分泌也有促进或抑制的作用。

ACTH 可以引起糖皮质激素的合成及释放,这在人体内主要是皮质醇。但在严重创伤时,若 ACTH 的水平非常高,还可激活醛固酮的分泌。ACTH 还有动员游离脂肪酸的作用,这在应激的适应性反应中也有一定的重要性。ACTH 还可以破坏肝内能使皮质醇失去作用的水解酶而使皮质醇的半衰期延长。

由于发自损伤部位的传入神经冲动是创伤后引起 ACTH 分泌的主要通路,脊髓高位损伤后造成的这一通路的阻断,可能是在患者中经常出现创伤后垂体-肾上腺皮质功能低下的直接原因。

2.糖皮质激素　肾上腺皮质可分泌两类激素,一类为糖皮质激素,另一类为醛固酮。糖皮质激素主要有 3 种,即皮质激素、皮质醇及皮质固醇。每种激素分泌量因动物种属不同而异,一般认为在人体内分泌最多的主要是皮质醇,这也是应激反应中主要的内分泌激素,由胆固醇合成。皮质醇的主要作用有:

(1)皮质醇是在应激反应中能使机体得以存活的激素。

(2)皮质醇在创伤后的代谢反应中起重要作用。

(3)除已知的抗炎性反应及抑制免疫反应的作用外,皮质醇还能影响细胞内核糖核酸的形成,并能稳定溶酶体膜,可以改变细胞对损伤的反应。

由此可见,创伤后皮质醇在维持循环系统的功能、改变细胞代谢等方面起重要作用,是一种适应性和保护性的反应激素,有利于存活。

3.抗利尿激素(ADH)　抗利尿激素是下丘脑-垂体系统产生的第二个重要内分泌激素,是一种神经-内分泌激素,在下丘脑腹侧神经元

内合成并储存在垂体后叶内,创伤反应时可直接释放入血流,有减少尿量及血管加压作用,又称加压素。控制其释放的因素有:

(1)血浆渗透压发生变化后,作用在视上核的渗透性受体上,从而诱发 ADH 的分泌释放。更高一级中枢直接对下丘脑的刺激也可引起 ADH 的分泌。

(2)位于左心房及中央静脉的迷走神经牵拉受体受到刺激后(如大量输液时),可以抑制 ADH 的分泌;当这些受体不受牵拉而变松弛时(如血容量减少或呼吸机正压通气时),则可以刺激 ADH 的分泌,导致尿量减少。

ADH 的主要生理功能是抑制水的排出,其作用机制是增加远端肾小管内水的重吸收,可能激活了 cAMP 的作用,使水更容易通过。

(三)交感神经-肾上腺髓质系统

肾上腺素及去甲肾上腺素是两种化学结构有关联的儿茶酚胺。这些物质储存在肾上腺髓质内的嗜铬颗粒中。在肾上腺髓质内有交感神经的神经元分布,成为内分泌系统的一部分。通过交感神经刺激可以激活这些内分泌激素的分泌。来自损伤部位、颈动脉窦或主动脉弓的神经传入刺激(如发生血容量减少时)也可以引起肾上腺髓质的分泌。

交感神经节后纤维也可以分泌去甲肾 E 腺素,作为一种神经递质,作用在各种器官及组织内的肾上腺素能受体上。在发生创伤或应激反应后,同时出现交感神经活动和儿茶酚胺分泌的亢进,很难把这两种变化截然分开。

肾上腺素能受体有 α 和 β 两种,β 受体是腺苷酸环化酶,作为一种脂蛋白,是构成细胞膜成分之一。儿茶酚胺及交感神经的递质作用在 β 受体,使细胞内 cAMP 含量升高,发挥生理效应。也有学者认为 α 受体是三磷酸腺苷酶,刺激 α 受体可使细胞内 cAMP 减少。各种器官及组织内的受体不同,因而在交感神经及儿茶酚胺的作用下起的反应也不同。皮肤和内脏的微循环具有 α 受体,在肾上腺素及去甲肾上腺素的作用下,引起小动脉及小静脉的收缩。脑组织、心脏及骨骼肌没有 α 受体,因此尽管在血容量减少后心排出量减少,但这些部位的血液供应并不明显减小,从而保护了心、脑的血供。心脏及骨骼肌的血管具有β受体,在肾上腺素及去甲肾上腺素的作用下,心率加快,心收缩力加强,而骨骼肌的小动脉及小静脉则发生舒张。大脑的血循环既无α受体也无β受体,因而在出血及休克的早期,其血流并不受影响。

交感神经-肾上腺髓质系统的反应是创伤后应激反应的一个重要组成部分,其目的是为了保存机体,适应创伤后的一系列改变,但这是一种紧急措施,如作用持续时间过久或过于强烈,会造成严重损害。

(四)肾素-血管紧张素-醛固酮系统

创伤反应中最需要的保护作用就是维持循环系统的正常功能。肾素-血管紧张素-醛同酮系统的作用就是保持体液和电解质平衡,以维持循环状态和细胞代谢的稳定。凡是造成有效循环量减少的因素都可以使该系统的活动增强。如血容量及钠浓度的改变作用在一些感受器上,如右心房、肾小球入球小动脉(对血流压力变化敏感)、肾小管上皮(对肾小管中尿液的钠浓度改变敏感)可以调节醛固酮的分泌。这些感受器受刺激后,由肾小球旁细胞释出肾素。后者作用在血液内的血管紧张素原,使其形成具有活性的血管紧张素Ⅰ。后者被血液中的一种转化酶分裂,形成血管紧张素Ⅱ,其为一种作用较强的血管加压物质。钠缺乏时可使上述系统的作用减弱,而钠增多则可导致高肾素型高血压。

血管紧张素Ⅱ作用在肾上腺皮质下,引起醛固酮的分泌。此外,血清钾浓度过高及 ACTH 浓度很高时,也都可以促进醛固酮的分泌。血清钾的减少可以削弱其他因素对醛同酮分泌的影响。

醛固酮是肾下腺皮质球状带分泌的一种盐皮质激素,可以促进 Na^+ 在远端肾小管内的重吸收及钾的排出。

此外,肾素-血管紧张素-醛固酮系统在急性肾功能衰竭的发病方面也起主要作用。

二、创伤后其他内分泌方面的变化

创伤后体内除了上述 3 个主要内分泌系统的变化外，还有其他内分泌方面的改变，主要有：

（一）甲状腺素

创伤后甲状腺素浓度迅速上升，蛋白质分解代谢和脂肪氧化增加都与甲状腺的作用有关。组织利用甲状腺素量的增加，体内游离状态的微量甲状腺素可以进入细胞内，有利于代谢。进入细胞内的甲状腺素对增加氨基酸合成蛋白有重要作用，这一过程在伤后即可开始。

（二）胰岛素

创伤和低血容量休克时，胰岛素分泌量减少，其减少量与创伤的严重程度有关。胰岛素分泌受到抑制，可能是肾上腺素和去甲肾上腺素的作用。

如上所述，创伤内分泌反应十分复杂，且各部位之间相互关联、相互影响，并无明确的分界。内分泌反应与创伤、中枢神经、效应器官以及内分泌反应内部的相互关系如图 2-1。

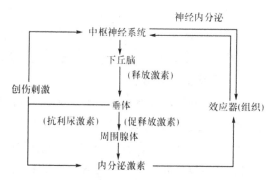

图 2-1　创伤后内分泌反应途径示意图

三、创伤后代谢反应

创伤后能量代谢显著增加,有报告称多发性骨折伤员的能量消耗,可比健康人增加 25%。创伤后能量代谢同样也是一种防御机能的反映,机体发生的系列复杂的生化变化,包括蛋白质、碳水化合物、脂肪、水、电解质和维生素等。这些变化与神经和内分泌活动密切相关,而且又相互影响。

(一)蛋白质代谢

伤后数日内蛋白质分解代谢增加,出现负氮平衡、尿氮(主要是尿素)排出量增加。

研究表明,创伤后尿素氮的排出量要高于正常情况下局部组织所能供给的蛋白质量。说明蛋白代谢增加是一种全身性代谢反应。负氮平衡为创伤后全身组织处于分解状态所致,这种分解主要来源于肌肉。另外,血浆蛋白分解也是导致氮负平衡的原因之一,创伤后大约20%的尿氮来自血浆蛋白的分解代谢。此外,创伤局部由于损伤组织和血块的吸收,是氮的另一来源。

伤后禁食或饥饿虽然可以丧失一部分氮,但不是主要原因。因此一味用增加饮食摄入的方法来试图纠正创伤引起的负氮平衡往往难以奏效。但由于低血容量和缺氧能加速细胞内分解代谢,所以迅速恢复血容量是减少蛋白质分解的重要方法。

创伤后,主要氨基酸的排泄也有增加。当白蛋白分解率增加,血清白蛋白含量下降时,即使大量输入氨基酸也不能有效制止创伤所致的蛋白质代谢率增加。外源性蛋白质的分解可为三羧酸循环暂时提供糖的中间产物或前驱物质,以补充由于糖缺乏,肝糖原供应消耗所引起的糖代谢不足。另一方面,创伤后某些蛋白质如血浆纤维蛋白、球蛋白 α_1 和 α_2 反而增加,说明创伤期间肝可以使合成代谢增加。

（二）糖代谢

糖的代谢变化是创伤后主要的代谢改变。机体遭受创伤后,多伴有血糖的急剧升高,出现高血糖症,尿糖也随之升高,也有学者称之为创伤性糖尿病。血糖升高速度与创伤程度密切关联。创伤后血糖升高的原因主要有:

1.肾上腺髓质分泌儿茶酚胺增加,后者可使肝糖原和肌糖原分解增加。

2.肾上腺激素有抗胰岛素的作用以及创伤后机体对葡萄糖利用率降低。

3.创伤后糖原异生作用加强,这一过程并不因高血糖症或注射葡萄糖而受到抑制。

4.儿茶酚胺抑制胰岛素分泌并导致血清葡萄糖增高也是原因之一。

总之,高血糖症是机体对创伤的重要代谢反应,糖异生增强的意义在于维持血糖在较高水平,为主要器官和创面提供营养和能源。但糖异生增强是以消耗体内蛋白和能源储存为代价的。由于外周蛋白质分解和脂肪利用加强,导致肌肉消瘦,尿氮排出增加,体重减轻。目前对糖代谢变化对机体的影响尽管研究较多,但尚不十分清楚。

（三）脂肪代谢

创伤后的分解代谢阶段,体内脂肪溶解补充机体消耗的能量,是能量的主要来源,约占热量的80％。故严重创伤后所需的脂肪氧化远远超过一般手术以及禁食状态机体的氧化水平。创伤中后期,氧化丧失量减少,患者开始进食,体内脂肪消耗也明显减少,并逐渐恢复。

（四）水、电解质与维生素代谢

1.水代谢　创伤早期由于排尿、出汗、呼吸加快、发热,加上部分水从体内丢失及创面渗出。同时胃肠道运动和吸收功能减退,所以只有静脉输液才是外源性水进入体内的有效途径。

2.电解质代谢　血钙降低和血钾升高是创伤或大手术后常见的现象。血钠下降可能由于水潴留,钠被稀释所致。故在伤后早期,试图提

高血 Na^+ 浓度的有效途径是提高胶体渗透压。血钾升高可能为细胞破坏释放出钾离子,也可能因血 pH 变化而引起。但只要肾脏排泄功能正常,血钾一般不会持续升高。

3.维生素代谢 创伤后可出现抗坏血酸显著潴留的现象,说明创伤修复很需要维生素 C。另外,创伤后维生素 B_1 和烟酸白尿内排出量减少,说明这类维生素在修复时期也很重要,应及时予以补充。

第二节 创伤性休克

创伤性休克是指机体遭受到严重创伤的刺激和组织损害,通过神经或体液等综合性因素所引起的以微循环障碍为特征的急性循环功能不全,以及由此导致组织器官血流灌注不足、缺氧和内脏损害的综合征。较单纯失血性休克的病因和病理更复杂,临床上长时间使用止血带后突然放松而致的"止血带休克",亦被认为是创伤性休克的一种。

一、病理生理及发病机制

机体遭受严重创伤后,由于大出血、剧烈疼痛、恐惧、焦虑及寒冷、神经麻痹以及组织坏死分解产物的释放和吸收、创伤感染等有害因素的作用,可致机体血流动力学、细胞代谢等发生一系列变化,导致休克发生。

(一)血流动力学改变

正常血压的维持依靠心输出量和外周血管阻力的稳定:血压＝心输出量×外周阻力。当机体受到致休克因素侵袭后(如大出血),血容量下降,心输出量也随之下降,机体要保持血压稳定,主要靠增加外周血管阻力,亦即周围血管收缩。机体这种代偿反应是通过中枢和交感神经系统的兴奋和体液因素等综合作用产生的,改变血流分布,以保证心、脑等重要脏器的血流灌注。此时心输出量虽然下降,但通过代偿机制血压仍可保持相对稳定,这一阶段为休克代偿期(微循环收缩期)。

如果休克代偿期不能得到及时有效的纠正,皮肤和周围脏器血管长时间持续痉挛,引起缺血、缺氧,组织代谢成为无氧酵解,酸性代谢产物大量聚集,大量血管活性物质如组胺、激肽等释放并作用于微循环,毛细血管网大量开放,有效循环血量进一步减少,此阶段为进入休克中期,亦即微循环扩张期,治疗时所需补充液量要比原丢失量大得多。

休克中期微循环扩张,如果不能及时纠正,血流在微循环中淤滞,缺氧严重,组织遭受损害,毛细血管通透性增加,水和小分子的血浆蛋白因而渗至血管外间隙,血液浓缩,黏性增大,凝血机制发生紊乱,甚至形成微栓子,从而导致弥散性血管内凝血(DIC),进入休克晚期即微循环衰竭期。如果 DIC 继续发展,可以发生血管阻塞,形成细胞和组织坏死,导致多脏器功能衰竭,因此晚期休克属于失代偿期,休克难以逆转。

此外,许多体液因子对微循环的变化也起着重要的作用,除儿茶酚胺外,肾素-血管紧张素系统可作用于心血管系统,加重微循环障碍。还可与儿茶酚胺、血栓素等共同作用,造成肠系膜血液减少,引起休克肠,被认为是导致不可逆休克的关键器官之一。

前列腺素类物质如前列腺素家族(PGS)、血栓素(TXA_2)和前列环素(PGI_2)等对血小板和血管各有着不同作用;休克时产生的心肌抑制因子(MDF)、肺损伤因子(PLF)、网状内皮抑制物质(RDS)、肠源性毒素以及凝血、抗凝血因子,都对微循环有重要影响,其机制有待更深入研究。

(二)组织代谢改变

休克时细胞代谢和酸碱平衡都将发生一系列变化。

1.细胞代谢障碍　　细胞缺氧,产能减少,细胞膜钠-钾泵失效,细胞肿胀。细胞膜损害也可导致钙离子内流,损害线粒体膜,细胞损伤进一步加重；溶酶体的损伤，可释放大量溶酶体酶，从而导致细胞死亡。

2.酸碱平衡紊乱 休克时缺氧代谢增加，造成乳酸、丙酮酸和其他酸性产物的堆积，从而发生代谢性酸中毒。休克末期，由于肺损害严重，气体交换障碍，O_2 不能进入体内，CO_2 不能排出体外，发生呼吸性酸中毒，此时呼吸性酸中毒和代谢性酸中毒并存。

3.其他变化 休克发展到一定程度，由于血供减少和多种有害物质的堆积，可导致暂时性的免疫抑制，机体免疫功能下降，其抑制程度和休克严重程度成正比。同时休克可导致多脏器功能发生改变，产生心血管、肾、肺、肝、脑、胃肠道等脏器的代谢和免疫功能的衰竭。

二、临床表现和诊断

休克的临床表现可通过观察病人的面色、神志、浅静脉、毛细血管充盈程度等来评估，根据休克发展，其表现可以分两个阶段：休克代偿期和休克抑制期。

（一）休克代偿期

创伤伴出血，当失血量超过总血容量 20％时，表现为精神紧张或烦躁、面色苍白、手足湿冷、心率加快、过度换气等。血压正常或稍高，舒张压升高，故脉压减小。尿量正常或减少。

（二）休克抑制期

病人神志淡漠、反应迟钝，甚至神志不清或昏迷，口唇发绀、出冷汗、脉搏细速、血压下降、脉压更缩小。严重时，全身皮肤黏膜明显发绀，四肢冰冷，脉搏摸不清，血压测不出，无尿。如果皮肤黏膜淤斑或消化道出血，提示病情已经发展到 DIC 的阶段，可出现进行性呼吸困难、脉速、烦躁、发绀或咳粉红色痰。有大量失血或者严重创伤的患者，若出现以上症者，均应考虑休克发生的可能性。

对休克病人的监测，既可以进一步明确诊断，又可以更好的判断病情和指导治疗，常用观察项目有：

1.**精神状态** 反映脑组织灌注的情况。神志清晰,反应良好,表示循环血量已够。否则常表示血容量不足,休克依然存在。

2.**肢体温度、色泽** 反映体表灌流的情况。四肢温暖,皮肤干燥,轻压指甲或口唇时,局部暂时缺血呈苍白,松开后迅速转红润,表明休克好转。休克时则红润恢复缓慢。

3.**血压** 血压是临床上诊断有无休克的主要依据。如果将脉率和血压结合观察会更准确。收缩压低于 12kPa(90mmHg),脉压小于 2.67kPa(20mmHg)是休克存在的依据。休克指数 = 脉率/收缩压(mmHg),一般正常为 0.5 左右。如指数为 1,表示血容量丧失 20%～30%;如果指数大于 1～2 时,表示血容量丧失 30%～50%。

4.**尿量** 反映肾血流灌注的情况,也可间接反映其他重要脏器的血流灌注情况。尿量少于每小时 25ml,比重增加,表明肾血管收缩或血容量不足;尿量达到每小时 30ml 以上,表明休克纠正。

5.**中心静脉压(CVP)和肺动脉楔压(PAWP)** CVP 正常值为 5～10cmH$_2$O(0.49～0.98kPa),在低血压的情况下,中心静脉压低于 5cmH$_2$O(0.49kPa),表示血容量不足;高于 15cmH$_2$O(1.47kPa)时,则表示心功能不全、静脉血管过度收缩或肺循环阻力增高;高于 20cmH$_2$O 时,表示有充血性心衰。肺动脉嵌压:其正常值为 0.8～1.6kPa(6～12mmHg),PAWP 比 CVP 能更准确地反映左心房舒张压的变化和整个循环功能。若 PAWP 超过 2.67kPa(20mmHg),表示左心功能严重不全;若低于 0.8kPa(6mmHg),表示血容量相对不足,需增加左心充盈,以保证循环功能。若 PAWP 在 1.6～2.4kPa(12～18mmHg),提示左心室肌舒张功能正常。

6.**实验室检查** 实验室检查对指导早期抢救价值不大,但有助于判断休克的程度,并可作为病情变化的依据。如血常规检查、血细胞比容、血小板测定、血 pH 和血气分析等,均应尽早进行。

三、治疗

(一)急救

主要是对严重创伤的急救。重点是保护呼吸道通畅,制止活动性的外出血,妥善固定伤肢和补充血容量。对外出血以压迫包扎为主,某些部位的内出血也可采用压迫止血法,如抗休克裤(AST),此法近年来受到重视。该裤是聚乙烯材料制成的一种双层充气服,穿上后可压迫腹部、骨盆和双下肢,减少组织的血流量,以供重要器官如心、脑、肺的灌注。其适应证:①血压低于 13.3kPa(100mmHg)。②骨盆骨折或腹腔内出血。③骨盆骨折和股骨骨折的固定。禁忌证:①肺水肿。②颅脑伤、出血。③高血压。④胸内出血。应用注意事项:①妊娠后期腹部不能充气,以免压迫胎儿。②放气应谨慎,缓慢进行,以免放气过快导致再休克。③下肢严重损伤者不宜使用。④使用时间最好在 4h 之内,时间过长可发生下肢缺血性坏死。

(二)病因治疗

及时找出发生休克的原因,是抗休克的关键性措施。创伤性休克最重要的原因是活动性大出血和重要脏器功能紊乱,有时必须紧急手术才可能向好的方向转化。内出血一经确诊,应在补充血容量的同时,选择合适的手术时机。如内出血不严重,原则上应在血容量基本恢复,血压升到 10.7～12kPa(80～90mmHg)、休克初步纠正后手术;但如出血速度快、伤情波动明显、估计休克无法纠正时,则应在积极补充血容量同时紧急手术。

(三)恢复有效血容量

有效血容量减少是休克发生的中心环节,因此,补充有效血容量是抗休克的基本措施。休克时输液的目的有三:①恢复有效循环血量;②改善体液的电解质和酸碱平衡,以及细胞和蛋白成分的组成;③补充营养,改善组织代谢,保护细胞活性,防止蛋白质崩解。

1.补充血容量　补充液体分晶体和胶体两类,前者包括葡萄糖和电解质,后者包括血浆、血浆代用品和全血。一般要求液体的电解质浓度与正常血浆相似,渗透压与全血相似。静脉通道必须有效通畅,必要时锁骨下静脉置管,既可以快速输液,又可以测量中心静脉压。最好能在 2h 内纠正低血容量性休克。重度休克在 10～30min 内输 2000ml 左右液体以扩容,随后输入代血浆等,以加速恢复组织灌流,然后根据需要输入全血或血浆。胶体与晶体一般可按 1∶3 或 1∶4 比例输入。理论上按"缺多少,补多少"的原则,但实际上很难做到,通常是"需多少,补多少"。

2.维持电解质和酸碱平衡　条件允许时可根据电解质化验结果作为补充和限制的依据。一般患者常有酸中毒,有效的治疗措施是及早补充有效血容量,改善组织血流。若应用缓冲碱,可按以下公式:所需碱性药物毫当量数＝体重×0.24×(正常 BE 值－测得 BE 值),或者所需碱性药物毫当量数＝体重×0.3×(正常二氧化碳结合力－测得二氧化碳结合力)。临床上根据计算结果,可先输半量,以后再根据具体情况和化验结果而决定是否继续应用。常用 4％或 5％碳酸氢钠溶液。

(四)血管活性药物的应用

1.血管收缩剂　一般情况下,若无大血管出血,血容量的补充已准备进行或已开始进行,为使重要脏器缺血状态不至于拖延太久,可暂时使用升压药物,但不应单独使用或者反复应用,常用的药物有异丙肾上腺素、肾上腺素、阿拉明和去甲肾上腺素等。

2.血管舒张剂　解除小血管的痉挛,改善微循环,但使用前必须首先补足血容量,以免血管扩张后血容量相对不足,导致血压下降。常用多巴胺。

(五)其他药物应用

激素的应用临床上仍有不同看法,有人认为应用激素并不能提高患者成活率。一般认为只有在补足血容量,纠正酸中毒后,若患者情况仍不见好转,可考虑应用。但用药时间要短,病情控制后即早撤除,不要超过 48h。其他如给氧、ATP(三磷腺苷)的应用、合理的体位等对病人都有一定的帮助。

第三节　脂肪栓塞综合征

脂肪栓塞综合征(FES)是外伤、骨折严重的并发症,以意识障碍、进行性低氧血症和呼吸窘迫为特征的综合征。

一、病因与发病机制

脂肪栓塞的发病机制目前尚无统一的看法,主要有机械学说和化学毒素学说2种。

(一)机械学说

该学说认为,含脂肪细胞的组织损伤后,细胞破裂释放出小滴样的脂质,脂肪小滴经破裂血管进入血液循环,引起脂肪栓塞。骨折处,髓腔内血肿张力过大,骨髓被破坏,脂肪滴更容易进入破裂的静脉内,从而引起脂肪栓塞。

(二)化学毒素学说

有学者认为,创伤的应激反应使正常血液中的乳糜微粒失去稳定性,形成 $10\sim20\mu m$ 直径的脂肪微滴,阻塞毛细血管。同时肺灌注不良的情况下,肺细胞膜产生脂肪酶,分解脂肪滴,释放儿茶酚胺等炎症因子,损伤毛细血管壁,发生肺出血、肺不张和低血氧。

(三)多因素学说

此学说认为,脂肪栓塞的形成与机械栓塞和化学毒素损伤均有关系。骨折后血管外源脂肪进入血流;同时,由于创伤引起的机体反应,使血流动力学发生改变,血小板、红细胞、白细胞及血脂乳化不稳定所析出的脂质颗粒等,均可聚集于脂滴的表面,使脂滴体积增大;加之组织凝血活酶的释放,促使血管内凝血,纤维蛋白沉积,引起连锁炎症反应,损伤血管内皮,血管通透性增加,肺水肿,从而导致脂肪栓塞综合征的发生。

这些体积过大的脂滴不论其来源如何,均可在肺停留形成栓子。如栓子过大,可使右心房和肺动脉压增高,发生急性肺部症状。另外由于游离脂肪酸的化学毒性反应,可使肺实质组织直接遭受损害。由于损伤和炎症释放的血管活性胺,可使血管和呼吸道发生痉挛,因而出现一系列症状。

另外,临床还发现脂肪栓塞与休克关系密切,休克可以增加伤处脂肪吸收,休克肺的蓄积作用和肺脂肪栓塞有直接关系。

二、临床表现和诊断

(一)临床表现

脂肪栓塞综合征临床表现差异很大,一般可将其分为三种类型,即暴发型、完全型(典型症状群)和不完全型(部分症状群,亚临床型)。不完全型按病变部位又可分纯肺型、纯脑型以及肺脑型,其中以纯脑型最少见。

一般病例可有 4h 至 15 天的潜伏期,临床上出现症状时间可自伤后数小时开始至 2 周左右,80%的病例于伤后 48h 以内发病。

典型症状是伤后经过 24h 清醒期后,开始发热,体温突然升高,脉搏加快,并出现呼吸神经系统症状(呼吸急促、肺部啰音、咳粉红色痰、神志不清等)以及周身乏力等,症状迅速加重,可出现抽搐或瘫痪。呼吸中枢受累时,可有呼吸不规则、潮式呼吸,严重者呼吸骤停,皮肤有出血斑。

典型的 X 线表现为全肺出现暴风雪状阴影,并常有右心负荷增加的征象。

实验室检查可出现动脉血氧分压低于 8.0kPa(60mmHg)、血红蛋白下降(100g/L 以下)血小板突然下降、尿中脂肪滴及少尿、血沉快和血清脂肪酶上升等。

(二)诊断

脂肪栓塞的临床诊断,分主要标准、次要标准和参考标准。①主要标准:皮下出血;呼吸系统症状及肺部 X 线病变;无颅脑外伤的神经症状。②次要标准:动脉血氧分压低于 8.0kPa(60mmHg);血红蛋白下降(100g/L 以下)。③参考标准:心动过速、脉快;高热(38℃ 以上);血小板突然下降;尿中脂肪滴及少尿;血沉快;血清脂肪酶上升;血中游离脂肪滴。

凡有主要标准 2 项以上.或主要标准只有 1 项,而次要标准或参考标准在 4 项以上者,可以确诊。如无主要标准,有次要标准 1 项和参考标准 4 项以上者,可拟诊为隐性脂肪栓塞。

三、预防和治疗

(一)预防

1.纠正休克,改善呼吸、循环功能,有效纠正组织的灌注,保护重要脏器的功能。

2.正确的处理骨折:包括有效止血包扎、正确搬运、复位、制动等措施,尽量减少脂肪滴进入血液的机会。

3.预防感染,防止休克,维持血液正常 pH,纠正酸中毒,给氧,并可使用蛋白酶抑制剂。

(二)治疗

近些年来主张治疗重点应放在肺和中枢神经方面,把纠正低氧血症和支持呼吸功能作为主要措施,保护重要脏器功能,防止各种并发症。

1.呼吸支持疗法　脂肪栓塞在某种程度上有自愈倾向,死亡原因多由于呼吸障碍低血氧引起。因此治疗呼吸功能障碍,纠正低血氧是最基本的治疗措施。可用鼻饲管或氧气面罩给氧,使动脉氧分压维持在 7.98～9.31kPa(60～70mmHg)以上,必要时可使用机械辅助呼吸。控制呼吸超过 4 天以上者,应行气管切开。治疗期间,须注意保护肺部,使用喷雾剂协助排痰,应用抗生素防止继发性肺炎。机械辅助呼吸不应长期应用。当呼吸频率降至 20 次/min 以下,血气分析和胸片情况均有所好转时,可考虑逐渐停用。治疗过程中,应系统进行血气分析和脑部 X 线检查,作为控制指标。如血氧不能升高,应调整给氧量,并预防二氧化碳潴留。

2.保护脑部　用冰袋冷敷降温,以减少耗氧量,保护脑组织;脑水肿时可采用脱水剂治疗,合理使用镇静剂。

3.药物的应用

(1)利尿剂:主要作用为治疗肺水肿,通过改变血管内渗透压,使肺水肿液回收。

(2)抑肽酶:可用于预防和治疗,越早应用越好。

(3)激素:一旦明确诊断应尽早应用,一般主张在呼吸气促时即可应用。激素可以保持血小板膜和细胞微粒体膜的稳定性,抑制由脂肪酸引起的肺部炎症反应,降低毛细血管的通透性,稳定肺泡表面活性物质,减少肺水肿,改变气体交换,提高肺泡内氧的弥散率,使低血氧症得到纠正。

(4)其他:如肝素、乙醇、低分子右旋糖酐等均有应用,但是其治疗价值尚无统一看法。

第四节　急性呼吸窘迫综合征

急性呼吸窘迫综合征(ARDS)是指由心源性以外的各种肺内外致病因素导致的急性、进行性缺氧性呼吸衰竭。

一、病因

ARDS 可以是肺内和(或)肺外多种因素引起。

1.肺部疾病　　毒气吸入,胃内容物误吸,栓塞(如脂肪栓塞、婴儿羊水吸入栓塞、瘤栓),胸部或肺外伤,重症肺部感染(细菌、病毒、肺孢子虫病),溺水等。

2.肺外疾病　　发生于任何原因的休克、任何形式的创伤(包括骨折、多发性创伤、胸部大手术、挤压综合征、肝脾破裂)、药物过量、弥散性血管内凝血、大面积烧伤、急性胰腺炎、严重感染(包括各种原因引起的败血症)等。

二、病理生理机制

ARDS 主要病理特征为由肺微血管通透性增高而导致的肺水肿及透明膜形成,肺泡渗出液中富含蛋白质,可伴有肺间质纤维化。尽管引起 ARDS 的病因各有不同,但对肺损害的表现十分相似。

1.早期变化　　身体其他部位发生严重感染或创伤时,大量毒素或由其激发的各种炎性介质,首先在肺组织形成较严重的炎性反应,造成肺大量血管内皮细胞受损、毛细血管通透性增加、蛋白渗出、间质水肿;肺泡为大量富含蛋白的渗出液填塞。上皮细胞受损伤,造成Ⅱ型细胞功能受损,表面活性物质生成减少和破坏增加,肺泡的表面张力增加,而且变得不均一,致使大量肺泡萎陷不张,最终导致肺通气或血流失衡,右向左分流增加,形成难以用普通吸氧纠正的低氧血症。肺水肿明显,重量增加,有"湿肺"之称,但肺泡并未完全受到破坏,仍有恢复的可能性,呈"婴儿肺"状态。

2.晚期变化　　ARDS 的自然病程一般为 2～6 周。随着病程的发展,肺间质纤维化增加,渗出蛋白为纤维组织代替,肺功能残气量明显减少,间质弹性回缩力明显减低,肺变得僵硬,称之为"僵硬肺"。

三、临床表现、诊断和辅助检查

(一)临床表现

除原发病症状和体征外,主要表现为突发性进行性呼吸窘迫、自发性持续性过度通气、发绀、常伴焦虑、烦躁、出汗等过去心肺疾病史不能解释的症状。呼吸窘迫特点是呼吸深快、用力、发绀难以用普通吸氧纠正。早期可无体征异常,后期可闻及水泡音,可有管状呼吸音等。

(二)诊断标准

1.有发病的高危因素:这些高危因素包括:①直接肺损伤因素:严重肺感染,误吸,肺挫伤,吸入有毒气体,淹溺、氧中毒等;②间接肺损伤因素:脓毒症,严重的非胸部创伤,重症胰腺炎,休克,大手术后,大量输血,体外循环及弥漫性血管内凝血等。

2.急性起病:呼吸频率快和(或)呼吸窘迫。

3.低氧血症:ARDS 时动脉血氧分压(PaO_2)/吸氧浓度(FiO_2)≤26.6kPa(200mmHg)。

4.胸部 X 线检查:两肺浸润阴影。

5.肺毛细血管楔压(PCWP)≤2.394kPa(18mmHg)或临床上能除外心源性肺水肿。

凡符合以上 5 项可诊断为 ARDS。

(三)辅助检查

1.动脉血气分析　动脉血氧分压(PaO_2)下降是诊断 ARDS 的必备条件,且此种低氧血症虽经提高氧浓度 FiO_2 亦难以纠正,此为本症的特点。动脉血二氧化碳分压($PaCO_2$)早期虽下降明显,但由于呼吸急促,过度通气而 $PaCO_2$ 降低或正常,晚期则因气体弥散障碍而增高。氧合指数(PaO_2/FiO_2)降低,也是 ARDS 诊断必备条件之一,正常值为53.2~66.5kPa(400~500mmHg),ARDS 时≤26.6kPa(200mmHg)。

pH 主要取决于三点：①$PaCO_2$ 降低（呼碱）或升高（呼酸）。②PaO_2 下降后引起高乳酸血症的程度（代酸）。③原发病对酸碱平衡的影响。

2.肺功能测定 VD/VT 为死腔通气与潮气量之比,可作通气血流比例的一项指标。正常值为 0.28～0.36,随年龄稍有增长,大于 0.36 表示 VD 增大或 VT 下降。Qs/QT 指右心的静脉血在肺内未经过氧合而进入左心动脉系统的无效灌注部分,Qs 为分流量,QT 为总肺血流量,评估只有血灌注而无肺泡通气的范围大小;正常小于 6%,ARDS 时大于 7%。

3.X 线表现 早期可无异常,或呈轻度间质改变,表现为边缘模糊的肺纹理增多。后期可出现肺间质纤维化改变。但是 X 线表现与病情严重性相差较大。

4.肺循环力学监测及其意义 见表 2-1。

表 2-1 肺循环力学监测及其意义

项目	临床意义	正常值	ARDS 时改变
肺静脉平均压（MPVP）	右室后负压	1.995～2.394kPa	上升
肺动脉楔压（PAWP）	肺静脉压左心前负荷	1.064～1.596kPa	0
mPAP-PAWP（肺血管压差）	肺趋势压	6	上升
CO	血流量	5L/min	5
肺血管阻力（PVR）	血管收缩管腔闭塞	80～120s/cm^2	上升

四、治疗

ARDS 的治疗关键在于呼吸支持和肺外治疗。呼吸支持可以使肺泡充分扩张,增加功能残气量（FRC）,改善和保护组织的灌流;肺外治疗主要是控制原发疾病,防治危及生命的并发症。

（一）病因治疗

创伤所致的 ARDS 可有多种原因引起,应该采取针对病因的治疗,防止肺脏进一步损害。如纠正低血容量性休克,控制感染等。

(二)一般治疗

保持呼吸道通畅,纠正酸碱及电解质平衡,纠正急性贫血和失血,改善心功能,应用药物减轻肺水肿和稳定细胞膜,防止血栓形成。

(三)氧疗

一般可分为低浓度(24%~35%)、中浓度(35%~60%)、高浓度(60%~100%)和高压氧(2~3个大气压)。常用的一般不超过50%,目的是使$PaO_2>7.98kPa(60mmHg)$或$SaO_2>90\%$,可采用鼻导管及鼻塞法或者面罩吸氧。

(四)机械通气

1.机械通气指征

(1)FiO_2超过$40\%~50\%$,而$PaO_2<(60\pm5)mmHg(7.98\pm0.665kPa)$。

(2)肺泡-动脉血氧分压逆差值:FiO_2为0.21时$>3.99kPa$(30mmHg),或FiO_2为1时$>13.3kPa(100mmHg)$。

(3)$PaCO_2>5.985kPa(45mmHg)$,提示存在通气不足。

(4)呼吸频率$>30/min$或$<5/min$。

(5)潮气量$<5ml/kg$。

(6)$PVO_2<4.665kPa(35mmHg)$。

(7)对慢性衰竭患者吸氧浓度$>30\%$而PaO_2仍$<6.65kPa$(50mmHg)或$PaCO_2>10.64kPa(80mmHg)$,经用呼吸兴奋剂治疗无改善者。

2.方式选择 一般常选择辅助呼吸,只有在出现严重呼吸性碱中毒或呼吸性酸中毒、患者自主呼吸与呼吸机不同步等情况时,可改用控制呼吸。对于ARDS患者,多采用容量控制型呼吸机,它能维持潮气量稳定,通气量不受气道内压力的影响,对需长期人工通气的患者较好。

3.IPPV和CPPV的选择与临床应用 机械通气大体上分为间歇正压通气(IPPV)和持续正压通气(CPPV)两类。后者又分为持续气道正压(CPAP)、呼吸末正压通气(PEEP)以及同时的呼气末正压通气(SPEEP)3种。用于 ARDS 的机械通气治疗主要有 IPPV、CPAP 和 PEEP。①IPPV 适用于有自主呼吸、经口气管插管或经气道造口插管的 ARDS 早期病人。②CPAP 一般适用于有自主呼吸而未作气管插管的 ARDS 早中期病人。③PEEP 适用于经 IPPV 治疗无效的 ARDS 中晚期病人,既可用于辅助呼吸,也可用于控制呼吸。PEEP 压力适宜时,可以预防和治疗肺泡萎陷不张,增加肺内功能残气量,改善肺的顺应性,提高 PaO_2,减少肺内分流,且不减少回心血量和心输出量。应用过程中应注意 PEEP 不能超过肺毛细血管的嵌入压水平,血容量不足时可使回心血量减少,使用不当也可使肺泡破裂,形成气胸或纵隔气肿。

4.吸氧浓度　如果吸入氧气浓度>50％,容易造成氧中毒,使肺泡不张。所以,机械通气时,应避免使用高浓度氧,使 $PaO_2 > 7.98kPa$(60mmHg)或 $SaO_2 > 90％$。

(五)膜肺

为体外氧合的暂时性替代措施,可较长时间维持肺的气体交换,直至肺复原单独承担其功能。还可以防止机械通气发生的肺损伤,但由于费用技术等原因,临床应用较少。

第五节　急性肾功能衰竭

急性肾功能衰竭(ARF)是由于肾功能急剧下降,引起体内代谢产物潴留,从而导致内环境紊乱的临床综合征,若处理不当常可危及生命。

一、病因

引起 ARF 的病因繁多,可分为四大类,即肾前性、肾源性、肾性及肾后性。

（一）肾前性 ARF

低血压、低血容量和肾灌注减少是肾前性 ARF 的最常见原因。

1.休克 如手术大出血、外伤出血等导致的出血性休克；骨折、挤压伤及火器伤等引起的创伤性休克，创伤尤其是多发伤的感染，败血症等伴发的感染性休克，以及治疗感染中由于抗生素过敏或其他药物过敏所致的过敏性休克等。

2.血容量减少 如烧伤、大面积皮肤剥脱伤等引起的体液丢失过多，以及合并其他疾病如胃肠道疾病、内分泌疾病等引起的胃液或尿液丢失。

3.细胞外液重新分布 主要指严重创伤引起的低白蛋白血症、挤压伤、败血症等因素导致的细胞外液重新分布。

（二）肾源性 ARF

肾源性 ARF 主要由原有肾及肾血管疾患引起，但创伤时，由于输血引起的溶血性尿毒症及休克后期伴发的 DIC 也可造成肾小动脉与毛细血管病变，从而导致 ARF。

（三）肾性 ARF

休克合并 DIC 时，可发生肾近曲小管的缺血坏死，导致肾性 ARF。

（四）肾后性 ARF

与创伤有关的肾后性 ARF 的因素较少，偶可见于手术中误扎输尿管引起的输尿管梗阻，以及应用磺胺药物等引起的结晶尿阻塞输尿管引起。

二、病理生理

ARF 病理机制复杂，难以用单纯的动物模型来表达，一般认为 ARF 的病理生理如下：

（一）肾缺血

肾缺血是引起 ARF 的最常见原因，肾内血管收缩物质的增加（休克、感染、创伤多种因素均可引起)导致肾血管阻力的增加,从而引起肾缺血。

(二)肾小管阻塞

肾小管阻塞是 ARF 常见的病理改变。细胞碎屑、管型、细胞肿胀和细胞间质水肿均可引起肾小管阻塞,挤压伤或肌溶解的患者,肌红蛋白可使肾受到严重损害,并迅速从肾小球过度滤过形成色素管型阻塞肾小管,这些病因均可导致梗阻近端肾小管腔内压力升高,使肾小球滤过压降低,进而导致肾小球滤过率降低,引起少尿。

(三)滤过液回漏

动物实验证实肾小球滤过液可通过受损伤后的肾小管上皮被重吸收,这可能是少尿性肾衰的另一机制。

(四)肾小球超滤系数(Kp)降低

生理状态下 Kp 等于肾小球毛细血管通透性和肾小球毛细血管滤过面积的乘积,由于肾小球毛细血管的数目减少及肾小球毛细血管的通透性降低等原因,在 ARF 时,Kp 下降。

(五)内毒素的作用

目前已认识到内毒素血症也是 ARF 的常见原因之一。内毒素可直接或间接激活交感神经系统释放儿茶酚胺,引起小动脉强烈收缩。此外,内毒素还可引起血管内凝血,促进 DIC 的发生和发展,因此在 ARF 发病中起重要作用。

(六)生化代谢异常

1.肾组织的生化异常　ARF 初期即发生肾组织的多种生化代谢改变,包括钠钾-ATP 酶、异柠檬酸脱氢酶和苹果酸脱氢酶下降,而磷酸果糖激酶、葡萄糖-6-磷酸脱氢酶和丙酮酸脱氢酶的活性则明显增强。其结果是糖的有氧氧化减少而酵解增加,使 ATP 生成减少,细胞内能量不足或缺乏,前者可抑制参与离子转运的钠钾泵,引起细胞内离子分布异常而导致细胞水肿,进而加重血液淤滞,加重细胞缺氧。

2.血液生化改变　ARF 时体内代谢产物不能及时由肾排出,蓄积在体内引起一系列血液生化改变,引起人体机能严重失调。ARF 的另一个重要生化改变是水电解质紊乱及代谢性酸中毒。

三、病理改变

(一)大体病理改变

肾体积增大,颜色变白失去原有光泽,切面肿胀凸出,肾皮质带增宽,纹理模糊;髓质带色暗红,严重者肾出现梗死区。

(二)光学显微镜下改变

主要为肾小管上皮细胞浊肿和水肿变性,细胞核固缩,部分细胞坏死,细胞核消失,细胞质崩解;肾小管管腔不规则,管腔内有脱落的上皮细胞或碎片、炎症渗出物,有时可见各种大小不一的管型。

肾间质改变包括水肿及灶性出血、髓质外带淤血、皮髓交界处多有炎性细胞浸润,小动脉可出现节段性平滑肌细胞坏死和红细胞外渗,血管外膜增厚。

(三)电子显微镜下改变

ARF 早期在电子显微镜下即出现肾小球内皮细胞肿胀,细胞膜孔的面积和密度减少,上皮细胞足突变宽,突起减少,系膜细胞肿胀。

肾小管细胞的超微结构呈现持续性的病变。

1.早期　ARF 早期即可有管腔内刷状缘的微绒毛脱落,胞质膜小泡形成。肾小管细胞基底侧质膜的正常的指状交错减少,甚至变平、消失,还可见到内质网肿胀及核染色质聚集,整个细胞呈弥漫性肿胀,线粒体数目减少,内室聚合肿胀,排列无规律并扭曲。

2.中后期　随着病变进展可见到肾小管细胞坏死、基膜裸露或上皮细胞微绒毛再生,细胞再生。

四、分型和分期

(一)分型

根据 ARF 时的尿量变化,临床可分为少尿型及多尿型两种类型。

1.少尿型 ARF　即每 24 小时尿量为 100～400ml,每小时尿量少于 17ml,称为少尿;每 24 小时尿量少于 100ml 者称为尿闭。少尿是 ARF 的重要特征,但不是唯一的依据。

2.多尿型 ARF　该型肾功能也有损害,但尿量并无明显减少,24 小时尿量多于 400ml,且为等渗尿,因等渗尿只能排出较少的溶质,因此临床也同样表现为进行性的氮质血症,病死率高者可达 33%,应注意。

(二)分期

典型的 ARF 临床可分为以下 4 期:

1.少尿前期　少尿前期指自发生肾的损害到出现少尿的阶段,此期为 ARF 处理的关键时期,应尽早做出诊断,并积极进行预防。

2.少尿期(氮质血症期)　少尿期为肾实质器质性损害期,表现为血尿素水平持续升高,出现等渗尿、少尿,一般为 8～14 天。超过 2 周则预后较差、存活率低且肾功能多难以恢复。

3.多尿期　血尿素开始下降,尿中大量溶质排泄,加上肾小管细胞浓缩功能尚未恢复至正常而导致多尿,病程一般为 3～4 周。

4.恢复期　从氮质血症恢复正常值至患者能从事正常活动或工作,一般需 2～4 个月,即从发病后 3～5 个月可逐渐恢复。

五、临床表现

主要表现为代谢障碍和并发症两类。

（一）代谢障碍的临床表现

【水电解质紊乱】

1.水潴留　　多因少尿期未能控制水的摄入引起,体内水潴留可引起稀释性低钠血症、细胞外液渗透压降低、容量扩张,表现为水肿(以颜面及胫前为主)、恶心呕吐、肌肉软弱无力、抽搐和高血压,严重者可发生心力衰竭、肺水肿、脑水肿甚至死亡。

2.高血钾　　原因有广泛软组织挫伤、巨大血肿、脓毒血症时的快速分解代谢、酸中毒,或输入大量库存血或血浆,含钾饮食及药物等。少尿时更易出现。其临床症状常不明显,主要表现为肌肉软弱与麻痹、心电图异常或心律紊乱。心搏骤停是引起 ARF 病后第一周死亡的最常见原因,及早诊治高血钾至关重要。

3.钙磷代谢紊乱　　ARF 患者的血磷上升,血钙下降。低血钙的原因,可能是骨骼对甲状旁腺素不起反应和血浆内降钙素的增高。低血钙可引起心律失常及心力衰竭。

【代谢性酸中毒】

ARF 时患者体内酸性代谢产物积聚,肾排出 H^+ 及重吸收 Na^+ 的功能下降和障碍,体液内酸度增加而碱储下降,不可避免地发生酸中毒,在高分解代谢患者则更易出现,要注意。

（二）并发症表现

【尿毒症】

蛋白质代谢产物非蛋白氮在体内的积聚称为氮质血症,即尿毒症,其主要成分为尿素。尿毒症患者常出现厌食、恶心、呕吐,腹胀严重时可与膈麻痹或肠梗阻相混淆。由于抗生素的应用和白色念珠菌感染,腹泻常见,腹泻停止后又可出现便秘,如在进行离子交换树脂治疗时更易出现。

【感染】

感染是 ARF 患者最常见的并发症,发病率为 51%～89%。感染可加速分解代谢,使病情加重,尤其在外科手术或创伤患者中特别重要。

【血液系统并发症】

1.贫血　ARF 形成后即出现贫血,并持续至多尿期,主要是由尿毒症引起的红细胞生长抑制、溶血、血小板减少并功能缺陷产生的。

2.出血　ARF 的一个严重并发症是胃肠道出血,呈急性和反复性出血,应高度重视。

六、诊断

1.病史　详细询问病史,尤其是对于外科手术。创伤、低血压、严重感染及药物治疗病史等,以及有无肾病史,如血尿、蛋白尿、夜尿、贫血、高血压等。

2.体检　除原有的外伤检查外,还要注意水代谢情况,如颈静脉怒张、皮下水肿,特别是下肢水肿情况,以及直肠和阴道检查等。

3.实验室检查　包括全血细胞计数、血色素、电解质、肌酐、尿素氮及血浆渗透压应作为常规。尿分析包括尿量(ml/h)、镜检、尿钠测定、肌酐、渗透压、细菌培养等很有价值。

4.影像学检查　尿路 X 平片可显示肾外形及发现尿路结石,大剂量静脉尿路造影可帮助区别尿路梗阻;同位素肾图可有异常,创伤或感染后引起的急性肾功能衰竭,一般表现为双侧性早期连续性肾图;B 超可探查肾的体积、有无肿物、囊肿和梗阻。

七、预防

肾前性氮质血症可发展到 ARF,早期处理则可以降低其发病率。

主要措施有：

1.利尿剂　如甘露醇及呋塞米(速尿)等。

2.血管扩张剂的应用　用血管扩张剂以防止肾血管痉挛和预防ARF是有效的方法，以多巴胺多用。

3.能量药物　可酌情使用。

八、治疗

(一)透析疗法

早期充分透析是治疗 ARF 的最好方法。透析疗法的指征：

1.ARF：少尿超过 2 天以上。

2.血尿素氮$>80mg/dl$，血肌酐$>350\mu mol/L$。

3.血钾$>6mmol/L$。

(二)高分解代谢型 ARF

高分解代谢型 ARF 多由创伤和手术后所致，其治疗除需依赖于血液透析外，并应静脉补充营养。

(三)控制感染

感染是创伤后和手术后 ARF 患者最重要的死亡原因，应当积极有效地处理。

(四)并发症的处理

对并发症的处理如水中毒、高血钾、代谢性酸中毒等，最有效的途径是透析。但在无法透析时也可临时用能量合剂(葡萄糖 $25\sim50g$＋胰岛素 $10\sim20U$)静脉滴注，另外胃肠道有出血迹象时，可使用西咪替丁。

(五)创伤性 ARF 的治疗

创伤后机体组织损伤及感染都较严重，应积极去除病因，反复进行清创术，尽量彻底清除感染腔或脓液或坏死组织。

对挤压伤除常规处理外，还应尽早给予碱性药物，以防止肌红蛋白在肾小管的酸性条件下沉淀而形成色素管型；对挤压严重的肢体，应行筋膜切开减压术,指征明确者应及时截除伤肢。

ARF 患者手术时,麻醉剂应尽量避免使用主要靠肾排泄的药物,术中须测中心静脉压来指导补液量,严重者可术前血透来为手术做准备。因 ARF 患者的伤口愈合延迟,术后的伤口拆线应适当延时。

(六)多尿期的处理

多尿期的开始,反映了衰竭的肾功能逐渐恢复。但尿量增多不是 ARF 痊愈的标志,特别在利尿早期(1 周左右)仍会有致命的感染继续存在。虽然排出较多的等渗尿液,但氮质血症仍可增加,以及水电解质紊乱、营养等问题仍需妥善处理。

第六节　多器官功能衰竭综合征

多器官功能衰竭综合征(MOF)是指在严重创伤后短期内出现的 1 个以上器官的功能障碍。在 MOF 患者中,有创伤病史者占 7% 左右。

一、病因

在 MOF 的发病中,往往有一些前期因素,如长时间的低血流灌注状态以及严重感染、脓毒血症管,这些因素除了对代谢所造成的紊乱以外,更间接或直接的造成对细胞的低灌流。

多器官衰竭发生的常见因素包括:

(一)严重创伤

一方面严重的创伤,如多发伤、广泛的软组织损伤、挤压伤、创伤伴有内脏伤的范围广泛、复杂的手术、伴发休克时,以及需要大量输血等所造成的器官低灌流状态;另一方面,机体免疫功能抑制,防御机能降低,增加了脓毒症发生的机会。

(二)诊断或处理上的失误

诊断或处理上的失误是导致后期脓毒症的重要因素,也是发生

MOF 的重要原因。例如，未能适当补充循环血容量；未及时发现的呼吸衰竭；腹部创伤内出血未及时手术；手术中感染病灶未清除彻底等多由于缺乏经验或责任心不强所致，应高度重视。

（三）临床监测或术前评价未发现的器官功能障碍

原已存在某一系统疾患的患者面临创伤时，MOF 的发病率更高，如心脏病、慢性呼吸道梗阻疾病、肝硬化、脾切除后以及营养低下等。所有术前评价及重大治疗如放疗、化疗，有创伤检查时，应予充分注意。另外，高龄患者，既往有轻度的多脏器功能的衰退，在面临手术等创伤后也有可能导致 MOF。

二、病理生理

（一）神经激素系统

关于 MOF 患者神经系统反应的研究在人体难以进行，但一些主要的应激激素在多器官衰竭或应激状态下的改变则不乏报道，比如胰高糖素、胰岛素以及胰高糖素/胰岛素比值的增高，肾上腺素及去甲肾上腺素增高；甲状腺素 T_3、T_4 降低等，可能与 MOF 的发生有关联。

（二）免疫功能低下

MOF 患者免疫功能低下的证据大多来自尸检报道。如研究发现当脓毒血症并致 MOF 时，由抗原、抗体及补体所形成的免疫复合物在器官的沉积是进一步造成器官损害的病理生理基础。还有学者观察到在脓毒血症并发 MOF 的患者中，淋巴细胞总数、特别是淋巴细胞 OLT-3 及 B-1 降低，淋巴细胞对刀豆蛋白及植物凝集素刺激增殖反应降低，而且死于 MOF 的患者这些改变比存活者更为明显。

（三）代谢的改变

1.糖　MOF 患者早期多表现为高血糖症，可达 $250\sim300mg/dl$，同时血中乳酸、丙酮酸及丙氨酸也见升高。

2.脂肪　最初为明显的高脂血症，三酰甘油、游离脂肪酸、酮体均升高。β-羟丁酸与乙酰乙酸起初也都增高,但随着病程的进展乙酰乙酸下降,以致乙酰乙酸/β-羟丁酸比值下降。

3.氨基酸　MOF 初期,由于应激反应等的影响,许多氨基酸如支链氨基酸、亮氨酸、异亮氨酸与缬氨酸相对降低,但随着病程进展,由于肝清除功能减低而升高。芳香族氨基酸苯丙氨酸、酪氨酸及色氨酸则一开始就增高。此外,苏氨酸、蛋氨酸与氨基丁酸也增高,氨基丁酸/亮氨酸比值增大。

三、诊断标准

目前通用的诊断标准是:

1.肺　患者需要人工呼吸器持续维持气体交换 5 天以上,以纠正缺氧;血氧分压与氧浓度的比值>0.4。

2.肾　不计尿量,血清肌酐>2mg/dl。

3.肝　血清胆红素>2.0mg/dl;血转氨酶,脱氢酶高于正常值 2 倍。

4.凝血　全血象减低,血小板数<$60×10^9$/L。

5.胃肠　内镜证实急性胃溃疡出血,并于 24 小时内输血 1000ml以上。

四、预防及治疗

由于 MOF 确切的发病原因及病理机制尚不清楚,所以当出现多器官衰竭时,医师所能做的也只限于维持循环血量、保证器官灌注、补充代谢、去除感染源、控制感染以及一些对症处理等。因此,更重要的应在于预防。

1.对于严重创伤患者及一些选择性大手术　在手术前就充分考虑到 MOF 发生的可能性及危险性,从而采取预防措施。

2.注意器官功能监测,防止发生器官衰竭　对于损伤范围广泛的重大手术,术前应对器官功能做全面的检查和评价。在处理复杂创伤、范围广泛的手术时,术中除常规监测外,更需准确监测不同器官的功能,并及时给予支持。

3.及时对重要器官予以支持,注意器官间互相关联现象　MOF中1个器官的功能不全以致衰竭将导致像多米诺骨牌一样接连的衰竭,因此及时发现任一器官的功能不全而予以支持,对预防多器官衰竭有着重要意义。

4.预防感染　预防感染防止各个器官功能衰竭的共同重要途径,创伤患者多伴有污染且累及组织广泛,抗生素的应用多属必需。对创伤患者及大手术患者,应在创伤一开始或术前就开始给药,在术中继续并在短期内停用,这样才会收到最好的效果。

5.酌情补充营养　这一非特异方法可增强机体抵抗力,提高免疫力,从而防治感染,可酌情使用。

第七节　弥散性血管内凝血

弥散性血管内凝血(DIC)是一种严重的基础疾病,可由机体对严重疾患如创伤、休克或败血症等出现的剧烈反应引起。以难以控制的出血及细胞坏死为基础的内脏衰竭作为主要表现,一旦出现预后很差,并发症多且危险,病死率为58%~81%。其死亡原因大多为颅内出血、消化道出血、肺出血及呼吸衰竭、肝功衰竭及肾功衰竭等。

一、病因

(一)血管内皮损伤

常见于各种感染,尤其以革兰阴性杆菌内毒素引起血管内皮损伤为突出。血管内皮损伤后,胶原裸露,促使血小板凝集,释放出相关抗凝因子(如血小板第4因子等),并激活凝血Ⅶ因子,启动内源性凝血过程,而引起血管内凝血;同时,受损的内皮细胞可释放组织因子,通过外源性凝血过程而发生凝血;或两者先后发生(即共同途径)。

(二)促凝物质进入血循环

肿瘤、大型手术、烧伤、挤压综合征、多发性骨折、脂肪栓塞以及化疗后肿瘤细胞大量坏死等均可形成或产生促凝物质,另外红细胞或血小板大量破坏、脂肪栓塞中的脂肪酸等均能通过激活凝血过程中的某些关键凝血因子如Ⅻ因子和Ⅺ因子等而产生凝血。

(三)促凝因素

临床及基础研究均证实下列因素存在时,血液易发生凝固,这些因素包括:网状内皮系统功能障碍、血液的高凝状态、纤维蛋白溶酶量或活性降低、血液淤滞及酸中毒等。

二、发病机制

DIC的形成主要包括两个过程:血液凝固过程和纤维蛋白溶解过程,此二者并无明显的分界,但为了方便叙述,仍将其分开。

(一)凝血过程

主要有凝血活酶的生成,凝血酶的生成及纤维蛋白形成等3个过程,分述如下:

【凝血活酶的生成】

有2个途径:

1.外源性凝血活酶生成　当组织损伤时即释放出组织凝血活素,其中的蛋白质因子和组织磷脂,在Ca^{2+}的作用下,使Ⅶ、Ⅴ、Ⅹ因子起作用形成凝血活酶,这一步骤比内在系统快,不到10秒钟即可完成。

2.内源性凝血活酶生成　这一途径除需要Ca^{2+}与血小板外,还需要Ⅻ、Ⅺ、Ⅺ、Ⅷ、Ⅹ与Ⅴ因子参与,Ⅻ因子的激活是内源性凝血过程的始动环节,当血液接触到受损伤的血管内皮胶原、微纤维、基底膜或异物后,在Ca^{2+}的参与下,Ⅻ因子被激活(Ⅻa),称为接触活化阶段,活化的Ⅻa作为酶激活Ⅺ因子,使Ⅺ因子变为Ⅺa,Ⅺa在钙的存在下又激化Ⅸ因子变为Ⅸa,它在 Ca^{2+}、血小板脂蛋白(磷脂)的存在下,与Ⅷ因子形成一种磷脂和蛋白质的复合物,随后激化Ⅹ因子,Ⅹa因子与Ⅴ因子、Ca^{2+} 及血小板脂蛋白又组成一种复合物——凝血活酶。内在性凝血活酶形成时间3～8分钟。

【凝血酶的形成】

正常血浆内即含有凝血酶原,但其处于非活性状态,当凝血活酶形成后,凝血酶原即被激活成为具有活性的凝血酶。这是一个很复杂的水解过程二因凝血酶能激活Ⅴ和Ⅷ因子,并使血小板黏附、变形、凝聚、裂解、释放促凝因子。因此,一旦有少量凝血酶形成后,以自身催化作用即可促使凝血活酶加速形成,从而加速凝血酶的生成。此期反应迅速,在2～5秒内完成。

【纤维蛋白形成】

在纤维蛋白原所带的负电荷之间的静电斥力在凝血酶作用下,纤维蛋白原脱去小分子纤维蛋白肽,转变为纤维蛋白单体,后者在Ⅷa及钙的作用下,形成组合紧密的不溶于尿素的纤维蛋白聚合体。此期反应迅速,在2～5秒钟内完成。

(二)纤维蛋白溶解过程

当体内开始形成 DIC 时,机体为了防止血栓进一步形成及扩散。同时也开始清除纤维蛋白并使阻塞的微血管再通,体内的抗凝系统特别是纤维蛋白溶解(纤溶)系统变得活跃起来。纤溶反应步骤大致可分为 3 个阶段:

1.纤溶酶原的形成　正常血浆含有纤溶酶原,后者在纤溶酶原激活物的催化下,形成纤溶酶。也可自发激活,另外被活化的Ⅻ也能激活血浆中的胰舒血管素原变为胰舒血管素。后者能激化纤溶酶原变成纤溶酶;凝血酶也有类似作用。

2.纤溶酶的生成　在纤溶酶原激活物、胰舒血管素、凝血酶、缺氧等作用下,血浆内的纤溶酶原转变成纤溶酶。此外,体内渗出液、胰蛋白酶、糜蛋白酶、尿激酶以及纤溶酶本身也可直接使纤溶酶原变成纤溶酶。

3.纤维蛋白原降解产物(FDP)及纤维蛋白降解产物(fdp)的形成纤溶酶系一种蛋白分解酶,可分解纤维蛋白、纤维蛋白原、凝血酶原及Ⅴ、Ⅶ、Ⅸ、Ⅹ、ⅩⅢ等多种凝血因子,还能分解血红蛋白、胰蛋白酶、补体和(或)纤维蛋白原等多种体液因子使之分解成片段 X 及片段 Y,片段 Y 进而分成片段 D,片段 X 及 Y 形成纤维蛋白单体复合物。其比片断 D 及 E 显示更强的抗凝作用。它们总称为降解产物 FDP 和 fdp。南于片段 Y、D、E 具有抑制聚合作用。

三、分型

根据临床表现可分为:

1.急性型　数小时至 3 日内发病,临床表现很典型,多见于内毒素中毒、大量输入库存陈旧血等。

2.亚急性型　数日至数周发病,多见于肿瘤、白血病等。

3.慢性型　数月内发生,病程较长,出血倾向严重,程度较前两型轻,高凝状态较明显,多见于免疫性疾病等。

四、临床表现

(一)栓塞

栓塞是 DIC 早期症状之一。由于血管内凝血块阻塞微血管,造成微血管的栓塞,呈弥散性,大血管栓塞较少。依据栓塞部位不同,有不同的表现:

1.皮肤黏膜栓塞　最典型且易被发现。

2.肺栓塞　表现为呼吸困难、发绀等为主的"ARDS"。

3.肾栓塞　轻者表现少尿或轻度氮质血症;重者则引起急性肾衰。

4.脑栓塞　可引起抽搐、意识障碍,甚至昏迷,严重者发生脑水肿或脑疝。

5.肝栓塞　一般不会发生致命陸的肝功衰竭,但若累及肝静脉,则可引起致命的肝功衰竭。

(二)出血倾向

DIC患者有出血倾向主要特点为皮肤、黏膜出现紫癜、瘀斑或血肿;瘀斑常为黑紫色、片状、坚硬而疼痛;手术切口、创面、肌肉或静脉穿刺处渗血不止,术中找不到明显出血点,呈弥散性,但较汹涌,也可发生胃肠道出血、胸膜、心包及中枢神经系统的出血等。

(三)休克

休克可引起DIC的发生,而DIC发生后也可引起休克,二者互为作用,形成恶性循环。DIC后发生休克主要是由于肺、肝及周围微血管阻塞,使肺动脉压及门脉压增高,回心血量减少,心排血量降低,动脉压下降,从而形成微循环的供血不足。同时缓激肽、组织胺等的释放,使小血管进一步扩张,血压下降,也使微循环灌流障碍、缺氧、酸中毒,这些又可促进DIC的发展,互为因果,形成恶性循环。

(四)溶血

DIC引起溶血的原理主要是由于血管内凝血所形成的纤维蛋白条索状物,使微血管管径变小、扭曲,当血细胞通过时,即遭到机械性损伤,红细胞破裂发生血管内凝血。急性溶血表现为发热、腰背酸痛、血红蛋白尿、黄疸、乏力、贫血等;慢性溶血表现为贫血、黄疸、乏力等。

五、诊断

DIC的诊断主要根据临床表现和有关的化验检查,特别应注意易发DIC的有关因素,并应动态观察,以便及时处理。

(一)病史

主要是指易诱发DIC的因素,如创伤、休克、感染以及肿瘤等。

（二）临床表现

凡有下列表现之一，即应考虑 DIC 的可能性。

1.小的出血难以控制者，流出血液不凝或形成的凝血块小而松散。

2.突然发生多部位栓塞或出血。

3.经抗休克治疗不好转，并迅速进展为难治性休克。

4.出现 ARDS，急性肾功能衰竭或急性肾上腺皮质功能衰竭而能排除其他原因的。

5.原因不明的贫血或原有的贫血加重，而血涂片中有红细胞碎片。

（三）实验室检查

1.筛选试验　包括血小板计数、凝血酶原时间及纤维蛋白原量。

2.纤溶活力试验　包括凝血酶时间、优球蛋白溶解时间、FDP、纤维蛋白溶酶原及 3P 试验。

筛选试验 3 项异常者即可确诊。如 2 项异常而满足纤溶活力试验 2 项者，可诊断为 DIC，仅满足于筛选试验 1 项或完全不满足者，而满足于纤溶活力试验 4 项者，应加上纤维蛋白血栓阳性者才可成立诊断。

六、治疗

（一）原发病的治疗

DIC 的治疗，最有效也是最根本的是及时去除引起 DIC 的若干原发疾病。

（二）DIC 的各期治疗

根据促凝物质进入血循环后发生的病理生理改变以及临床特点，可分为以下 4 期：

1.高凝血期　在这一期，临床上可无典型 DIC 表现，或仅有轻度栓塞表现。急性期只是在抽取静脉血时发现血液迅速凝固等现象，所以很难被发现但可很快进入消耗性低凝血阶段。只有在慢性 DIC 才能被发现。这一期的治疗原则是使用抗凝血及抗血小板凝聚药物。如：肝素、双嘧达莫、阿司匹林及莨菪类药等。

2.消耗性低凝血期 临床上出现典型的 DIC 表现——栓塞、出血、休克、MOF 和溶血等。

治疗继续用肝素、抗血小板凝聚药;栓塞严重者可酌情应用纤维蛋白溶解药;凝血因子显著减少者可在肝素化的基础上输新鲜血补充凝血因子。

3.继发性纤溶期 继发性纤溶期多在 DIC 后期出现,出血倾向很严重,流出血液或静脉抽出血液凝块形成小,且很快溶解。

(三)治疗原则

因消耗性低凝与继发性纤溶同时存在,原则上按消耗性低凝期治疗方案进行处理。单纯继发性纤溶阶段可适当地应用抗纤溶酶药物。如不明确是否还存在 DIC,而继发性纤溶非常显著,则在应用肝素的前提下,适量应用抗纤溶酶药物。

1.纤维蛋白降解产物抗凝期 本期多在 DIC 后期发生,病因不能彻底清除者,常与 DIC 各期混同一起,使病情复杂化。临床主要特点是经肝素疗法、抗纤溶酶疗法、补充凝血因子治疗后,出血仍不止。

2.处理 如病因完全消除,病程已超过 15 小时,可继续观察或适当给予硫酸鱼精蛋白;如病因不能彻底清除,应给予硫酸鱼精蛋白。

(四)其他治疗

包括局部止血、支持疗法、及时预防处理各器官衰竭及肾上腺皮质激素。

第三章　上肢创伤

第一节　手部骨与关节损伤

严重的手部创伤常伴有骨与关节损伤,其损伤程度呈多样性,十分复杂。失去骨支架的伤手将严重影响其功能。本节仅就常见的几种骨关节损伤加以介绍。

一、腕骨脱位

外力作用可致使任何腕骨脱位,但最常见的是月骨脱位和月骨周围脱位。

(一)月骨脱位

1.解剖　月骨呈半月形,远侧的凹面与头状骨和钩骨、近侧的凸面与桡骨远端、外侧面与舟骨、内侧面与三角骨分别构成关节。其掌侧极高大,背侧极矮小,受纵向负荷时,具有内在的背伸趋势。月骨掌、背侧面是韧带附着处,有滋养血管进入其内,在骨内分支并相互吻合成网。一侧滋养血管缺如(8%～20%)或月骨完全脱位,掌、背侧韧带均撕裂时,可能发生月骨缺血性坏死。

2.致伤机制与临床表现　当跌倒时手掌着地,手腕强烈背伸,月骨受到桡骨远端和头状骨的挤压,使其向掌侧脱出。由于所受外界暴力的大小不同,月骨出现不同程度的脱位。

月骨脱位时,腕关节肿胀、疼痛、活动功能明显受限,腕部掌侧显得饱满,皮下可有隆起物感,局部明显压痛。由于脱位的月骨向掌侧顶压屈指肌腱,手指呈半屈曲状,被动伸展和主动屈曲手指,可引起明显疼痛。脱位的月骨可压迫正中神经,而出现手部掌面桡侧3个半手指麻木感。

3.影像学改变　X线片可以确诊。正位片可见月骨由近似正方形变成三角形,周围的关节间隙不清晰;侧位片可见月骨向掌侧脱位,月骨失去与桡骨远端和头状骨的正常关系,即月骨的掌屈角度增大,头状骨从月骨远侧的凹面脱离而与其背侧极相对。

4.治疗　新发的月骨脱位,应采用手法复位,以恢复月骨与桡骨和其他腕骨间的正常解剖关系。在良好的麻醉下,沿着手的纵轴方向牵引,牵开桡腕关节,以加大桡骨与头状骨之间的距离,双手握住并稳定腕关节使其背伸,用拇指按住月骨从掌侧向背侧挤压使其复位,再逐渐将腕关节屈曲。于腕掌屈约30°位用石膏固定1周后,再于腕关节中立位固定2周,即逐渐开始腕关节活动。手法复位失败或陈旧性脱位,可行手术切开复位。对于多次复位失败、月骨旋转脱位超过270°,其血液循环可能完全中断者,可考虑行月骨摘除术,即于腕掌侧白鱼际基部横过腕横纹向前臂远端做“S”形切口,切开皮肤、皮下组织、筋膜和腕横韧带。将掌长肌、桡侧腕屈肌、正中神经拉向桡侧,将指浅、深屈肌腱拉向尺侧,显露腕关节囊,即可见脱位的月骨向掌侧突起。切开关节囊显露月骨,切断其与周围组织的联系,摘除月骨,然后逐层缝合切口。用前臂石膏托将腕关节于功能位固定3周,进行腕关节功能锻炼。

(二)经舟骨月骨周围脱位

1.解剖　月骨周围脱位指月骨与桡骨远端的解剖关系正常,而月骨周围的腕骨向其掌侧或背侧移位。其中,经舟骨月骨周围脱位最为多见,即舟骨骨折,月骨及舟骨近侧骨块与桡骨远端的关系保持正常,舟骨远侧骨块与其他腕骨一起向其掌侧或背侧脱位。经舟骨月骨周围掌侧脱位十分罕见,一般所见多为背侧脱位。

2.致伤机制与临床表现　舟骨是近、远两排腕骨间的连结杠杆,舟骨骨折时,腕部的稳定性遭到破坏。这种损伤绝大多数是由于跌倒时腕部过伸位手掌着地,外界暴力使舟骨骨折,继而使舟骨远侧骨块连同其他腕骨向背侧脱位。而舟骨近侧骨块仍保持其与桡骨和月骨的正常关系。由于对此缺乏认识,常导致误诊。临床表现为有明显的外伤史,腕关节明显肿胀,尤以背侧为重,腕部疼痛、活动严重受限。正确诊断的关键是,正位 X 线片显示舟骨骨折和头状骨向近侧移位,头状骨近端与月骨的阴影部分相重叠;侧位片显示头状骨的位置脱向月骨背侧,而月骨保持其与桡骨的正常关系。常易在正位片上仅诊断为舟骨骨折,而在侧位片上将头状骨向月骨背侧的脱位误诊为月骨半脱位,主要原因是忽视了月骨与桡骨的关系是正常的。舟骨月骨周围脱位也易与月骨脱位相混淆,月骨脱位时月骨失去了与头状骨和桡骨的正常关系,脱向掌侧,而头状骨与桡骨的关系正常。此外还有将其他腕骨向背侧的脱位误诊为桡腕关节脱位的。

3.治疗　新发的经舟骨月骨周围脱位,应先行手法复位。复位方法与月骨脱位的复位方法相似。即首先行纵向牵引,双手压握月骨掌侧使其保持稳定,在腕关节先背伸后掌屈的过程中,放在腕关节背侧的拇指向掌侧按压脱位的腕骨,当头状骨回到月骨凹出现弹响时即已复位。用长臂石膏于腕关节屈曲 30°位、前臂及手旋前位固定 4～6 周。必要时继续用前臂石膏于腕关节背伸、轻度尺偏位固定至舟骨骨折愈合。拆除石膏后积极进行腕关节活动功能锻炼,以利于功能恢复。

经手法复位,舟骨骨折达不到解剖复位或陈旧性经舟骨月骨周围脱位者,应行手术切开复位。对于手术切开仍难以复位者,可行近排腕骨切除术,即于腕关节背侧做纵向“S”形切口,于皮下注意保护手背桡神经分支及手背静脉。纵形切开腕背韧带,将拇长伸肌腱及桡侧腕伸肌腱拉向桡侧,指总伸肌腱及食指固有伸肌腱拉向尺侧。横形切开关节囊,逐个切除舟骨(包括近、远侧骨折块)、月骨和三角骨,使头状骨与桡骨远端关节面形成新的桡腕关节。逐层缝合切口,石膏托将腕关节固定于背伸 30°、手指中度屈曲位 3 周。术后可解除疼痛，并能保留一定的腕关节活动度。

二、舟骨骨折

（一）解剖

舟骨形态不规则，因形态像船而得名，其远端凹面与头状骨、近端凸面与桡骨、尺侧与月骨、远侧与大小多角骨分别形成关节。因此，其表面大部分为关节软骨，仅于腰部和结节部有来自背侧和掌侧桡腕韧带的小血管。当腰部骨折时，可能导致近侧骨块缺血性坏死。舟骨跨越腕中关节，是近、远两排腕骨活动的杠杆，对腕关节的稳定具有重要作用。

（二）致伤机制

腕部骨折中，舟骨骨折最多见，常是由间接暴力所致，即跌倒时手掌于旋前、背伸和桡偏位着地，舟骨近极被桡骨远端和桡舟头韧带固定，远极被大、小多角骨及头状骨向背侧推挤而发生骨折。其骨折线可为斜形、横形和竖直形。骨折可发生在不同的部位，但以腰部骨折最多。

（三）临床表现与影像学特点

舟骨骨折多见于青壮年男性，出现腕部肿胀，特别是腕背桡侧。鼻烟窝变浅，舟骨结节处及鼻烟窝有明显压痛，纵向推压拇指可引起疼痛。怀疑骨折时应拍摄正位、侧位、舟骨位、前后和后前斜位 X 线片，大多数骨折可以显示出来。不完全骨折时骨折线可能显示不清或不显示，容易造成漏诊。对于局部症状明显者，应先按骨折处理，用石膏固定 2 周后再拍片复查，可能会因骨折处骨质吸收，能显示出骨折线。也可及早行 CT 扫描检查。

（四）治疗

舟骨骨折的治疗视骨折的类型而定：

新发无移位的稳定型骨折，通常无需复位，一般以拇人字管型石膏固定即可，即于腕关节背伸30°、拇指对掌位，石膏远端至2～5指的掌指关节，拇指则至指间关节，石膏近端至肘关节下方。固定时间依骨折部位不同而异，舟骨结节及其远端骨折血供较好，需固定6～8周；舟骨腰部和体部骨折，远侧骨折块血供较差，所需固定时间较长，可能需要固定3个月或更长。

新发不稳定型骨折，即骨折有侧方和成角移位者，应首先采用手法复位。在纵向对抗牵引下，用手指按压骨折远、近端使其复位。应用长臂拇人字管型石膏固定，石膏管型的近端延伸至肘关节上方，以便更好地限制肘部及前臂的活动，减少小关节韧带的张力。固定6周后可更换短臂管型石膏继续固定直至骨折愈合。对于难以维持其位置稳定者，可考虑手法复位后闭合穿针做内固定，再予以管型石膏固定。闭合复位失败者，可行切开复位内固定。但在术中应尽量减少剥离对骨折端血供的进一步破坏。内固定的方法很多，Herbert钉较为常用。

陈旧性舟骨骨折、延迟愈合或不愈合的，可行植骨术。

三、掌指关节脱位

（一）概况

掌指关节脱位多见于拇指和食指，发生于其他手指者少见。且多为掌侧脱位，背侧脱位者罕见。通常是手指于过度伸展位受到纵向而来的暴力，致使掌指关节的掌侧关节囊破裂，掌侧纤维板从膜部撕裂。掌骨头通过破裂的关节囊，并从屈指肌腱的一侧，脱至手部掌侧皮下，近节指骨基底部则移向掌骨头背侧。

（二）临床表现

临床上表现为伤指局部肿胀、疼痛及活动功能障碍。典型的表现是掌指关节于过伸位弹性固定，不能主动和被动屈曲；伤指缩短，指间关节呈屈曲状；在远侧掌横纹处于皮下可以触及脱向掌侧的掌骨头，并有明显压痛。拍摄手部正、斜位 X 线片可以明确诊断。

（三）治疗

掌指关节脱位首先应行手法复位，甚至有的患者在伤后自己已将其复位，就诊时仅见局部肿胀。复位方法是术者握住伤指并予以牵引，用拇指在掌侧顶住脱出的掌骨头并向背侧加压，在牵引的过程中逐渐屈曲掌指关节，使其复位。将手指在掌指关节屈曲位固定 3 周后，进行活动功能锻炼。

手法复位失败者应行切开复位。造成手法复位困难的原因是脱位的掌骨头嵌卡于背侧的关节囊及掌板和掌浅横韧带，以及屈肌腱和蚓状肌腱之间。若牵引力越大，则掌骨头被夹得越紧，复位越困难。在拇指掌指关节脱位，则可能由于籽骨卡入关节腔内或拇短屈肌两个头夹住掌骨头或拇长屈肌腱卡在关节内，导致复位困难。切开复位时，应注意检查和解除以上因素，以便能顺利复位。

四、第一掌骨基底部骨折脱位

（一）概况

第一掌骨基底部骨折脱位又称 Bennett 骨折脱位，是一种极不稳定的骨折。拇指腕掌关节是由第一掌骨与大多角骨构成的鞍状关节，灵活而稳定。当第一掌骨处于轻度屈曲位，受到纵轴上的外力作用时，在第一掌骨基底部产生一个骨折线，由内上斜向外下方的关节内骨折，在内侧基底部形成一个三角形的骨块。该骨块一般小于基底部关节面的 1/3，由于掌侧斜形韧带附着，其将继续保持与大多角骨的位置关系。骨折远侧段，即第一掌骨则由于拇长展肌的牵拉，导致向桡侧和背侧脱位。

（二）临床表现

临床表现为拇指腕掌关节处疼痛、肿胀、桡背侧明显隆起，局部压痛明显。拇指呈现轻度屈曲和内收畸形，拇指内收、外展及对掌功能受限。X线片显示第一掌骨基底部掌尺侧骨折，伴腕掌关节脱位或半脱位。

（三）治疗

Bennett骨折脱位治疗的主要困难是复位十分容易，但维持复位特别困难。手法复位时，只需将拇指向外展对掌位牵引，并将第一掌骨基底部向掌侧按压即能复位。但是，一旦松开按压的手指，复位的掌骨会立即再脱位。因此，其治疗一般采用3种方法。

1.手法复位石膏固定　在第一掌骨基底部加垫，采用短臂拇人字石膏，将拇指固定于外展对掌位，在石膏塑型时于第一掌骨基底部加压，使骨折复位并维持至石膏结晶固定；术后拍片，如复位良好则就此固定至骨折愈合。

2.手法复位，闭合穿针固定　复位后用手指按压使其维持正确位置，闭合穿一枚克氏针固定两骨折块，或将第一掌骨与大多角骨固定。

3.手法复位外固定不满意或其陈旧性骨折脱位　可行切开复位，克氏针同定，术后4～6周拆除石膏，进行腕掌关节功能锻炼。

五、掌骨骨折

（一）概况

掌骨骨折很常见，可发生在掌骨的不同部位，也可产生不同类型的骨折。

掌骨基底部骨折时，由于四周均有韧带固定，除拇指外，其他掌骨的基底部骨折很少发生移位。而且2～5指腕掌关节活动范围较小，骨折愈合后很少引起明显功能障碍。大多数都能通过手法复位石膏固定治疗，由于局部血供良好，骨折愈合较快，通常固定4周左右即可拆除固定,进行功能锻炼。掌骨干和掌骨颈骨折时,由于伸指肌腱、屈指肌腱、腕伸肌腱和骨间肌的相互作用,骨折部位形成向背侧成角畸形。掌骨头倒向掌侧,掌指关节出现过伸。

(二)临床表现

掌骨直接位于手背皮下,位置表浅,伤后手背部肿胀、疼痛,局部明显压痛,由于掌骨干和掌骨颈骨折易向背侧成角,常在手背出现畸形。对可疑掌骨骨折者拍摄 X 线片即可确诊。

(三)治疗

大多数掌骨骨折可采用手法复位、夹板或石膏固定治疗。对于多发性掌骨骨折,肿胀明显,难以手法复位,或者移位明显的斜形或螺旋形等不稳定型骨折及手法复位失败者,可行切开复位,克氏针或螺丝钉内固定。术后应将掌指关节和指间关节固定于屈曲位。对于粉碎性骨折或伴有掌骨缺损的开放性骨折,还可选用外固定器固定,以牵开、支撑、维持复位。

六、指骨骨折

(一)概况

指骨骨折在手部最为常见,多为开放性骨折。多由直接暴力所致,可在手指的任何部位发生各种不同类型的骨折。指骨骨折由于部位不同,受到来自不同方向的肌腱的牵拉作用,产生不同方向的移位,如近节指骨中段骨折是受骨间肌和蚓状肌的牵拉,而致向掌侧成角;中节指骨在指浅屈肌腱止点远侧骨折,由于其牵拉也产生向掌侧成角;如在指浅屈肌腱止点近端骨折,则受伸肌腱牵拉造成向背侧成角。近节指骨基底部关节内骨折可分为副韧带撕裂、压缩性骨折及纵形劈裂骨折 3 类。远节指骨骨折多为粉碎性骨折,常无明显移位,而远节指骨基底部背侧的撕脱骨折,通常形成锤状指畸形。

(二)临床表现

指骨位置表浅,伤后除明显疼痛、肿胀、压痛和活动功能受限外,有明显畸形可见。对于怀疑骨折者,X线片即可确诊。指骨骨折的治疗常未能引起高度重视,常因对位不佳或固定不牢固而产生畸形愈合或不愈合,也常因固定不当或固定时间过长而致关节囊和侧副韧带挛缩,导致关节僵硬;特别是关节附近或经关节的骨折,常导致关节强直,严重影响手指的功能。

(三)治疗

指骨骨折的治疗,首先要重视。既要达到准确地复位,又要达到牢固地固定,还要尽可能早地进行功能锻炼,以恢复手指灵活的活动功能。

无移位的骨折,可用铝板或石膏将伤指固定于掌指关节屈曲和指间关节微屈位,4周左右拆除固定,进行功能锻炼。

有移位的闭合性骨折,可行手法复位外固定。其固定的位置应根据骨折移位的情况而定,如掌侧成角者将手指固定于屈曲位;末节指骨基底部背侧撕脱骨折,应于近侧指间关节屈曲、远侧指间关节过伸位固定。4～6周拆除固定。

开放性骨折和闭合性骨折复位后位置不佳者,应行切开复位内固定。其固定的方法很多,按具体情况而定,常用的方法仍为克氏针固定,但应以牢固可靠为原则。横形或短斜形可用两枚克氏针交叉固定;长斜形采用平行克氏针固定。对于粉碎性、伴缺损、严重开放及靠近骨端的不稳定骨折,可选用外固定器、张力带钢丝、指骨钢板等方法固定。

第二节　锁骨骨折

锁骨为长管状骨,呈"S"形架于胸骨柄与肩胛骨之间,成为连接上肢与躯干之间唯一的骨性支架。因其较细及其所处解剖地位特殊,易受外力作用而引起骨折,属于门急诊常见的损伤之一,约占全身骨折的

5％;幼儿更为多见。通常将锁骨骨折分为远端(外侧端)、中段及内侧端骨折。因锁骨远端和内侧端骨折的治疗有其特殊性,以下将进行分述。

一、致伤机制

多见于平地跌倒手掌或肩肘部着地的间接传导暴力所致,直接撞击等暴力则较少见。骨折部位好发于锁骨的中外1/3处,斜形多见。直接暴力所致者,多属粉碎性骨折,其部位偏中段。幼儿骨折时,因暴力多较轻、小儿骨膜较厚,常以无移位或轻度成角畸形多见。产伤所致锁骨骨折也可遇到,多无明显移位。成人锁骨骨折的典型移位所示:内侧断端因受胸锁乳突肌作用向上后方移位,外侧端则因骨折断端本身的重力影响而向下移位。由于胸大肌的收缩,断端同时出现短缩重叠移位。个别病例骨折端可刺破皮肤形成开放性骨折,并有可能伴有血管神经损伤,主要是下方的臂丛神经及锁骨下动、静脉,应注意检查,以防引起严重后果。直接暴力所致者还应注意有无肋骨骨折及其他胸部损伤。

二、临床表现

1.疼痛 多较明显,幼儿跌倒后啼哭不止,患肢拒动。切勿忘记脱衣检查肩部,否则易漏诊,年轻医师在冬夜值班时尤应注意。

2.肿胀与畸形 除不完全骨折外,畸形及肿胀多较明显。因其浅在,易于检查发现及判断。

3.压痛及传导叩痛 对小儿青枝骨折,可以通过对锁骨触诊压痛的部位来判断,并结合传导叩痛的部位加以对照。

4.功能受限 骨折后患侧上肢运动明显受限,特别是上举及外展时因骨折端的疼痛而中止。

5.其他 注意上肢神经功能及桡动脉搏动,异常者应与健侧对比观察,以判定有无神经血管损伤;对直接暴力所致者,应对胸部认真检查,以除外肋骨骨折及胸腔损伤。

三、诊断

1.外伤史 多较明确。

2.临床表现 如前所述,应注意明确有无伴发伤。

3.X线片 不仅可明确诊断,还有利于对骨折类型及移位程度的判断;有伴发伤者,可酌情行 CT 或 MR 检查。

四、治疗

根据骨折类型、移位程度酌情选择相应疗法。

(一)青枝骨折

无移位者以"8"字绷带固定即可,有成角畸形的,复位后仍以"8"字绷带维持对位。有再移位倾向较大的儿童,则以"8"字石膏为宜。

(二)成年人无移位骨折

以"8"字石膏绷带固定 6～8 周,并注意对石膏塑形以防止发生移位。

(三)有移位骨折

均应在局麻下先行手法复位,之后再施以"8"字石膏固定,操作要领如下:患者端坐、双手插腰挺胸、仰首及双肩后伸。术者立于患者后方,双手持住患者双肩前外侧处(或双肘外侧)朝上后方用力,使其仰伸挺胸;同时用膝前部抵于患者下胸段后方形成支点,这样可使骨折获得较理想的复位。在此基础上再行"8"字石膏绷带固定。为避免腋部血管及神经受压,在绕缠石膏绷带全过程中,助手应在蹲位状态下用双手中、食指呈交叉状置于患者双侧腋窝处。石膏绷带通过助手双手中、食指绕缠,并持续至石膏绷带成形为止。在一般情况下,锁骨骨折并不要求完全达到解剖对位,只要不是非常严重的移位,骨折愈合后均可获得良好的功能。

(四)开放复位及内固定

【手术适应证】

主要用于以下几种病例:

1.有神经血管受压症状,经一般处理无明显改善或加重。

2.手法复位失败的严重畸形。

3.因职业关系,如演员、模特儿及其他舞台表演者,需双肩外形对称美观者,可放宽手术标准。

4.其他,包括合并胸部损伤、骨折端不愈合或晚期畸形影响功能或职业者等。

【手术病例选择】

1.中段骨折钢板固定　　目前应用最广泛,适用于中段各类型骨折,可选用锁骨重建钢板或锁定钢板内固定,钢板置于锁骨上方或前方。钢板置于锁骨上方时钻孔及拧入螺钉时应小心,防止过深伤及锁骨下静脉及胸腔内容物。

2.髓内固定　　适用于中段横断骨折,多用带螺纹钢针或尾端带加压螺纹帽的钛弹性髓内钉经皮固定骨折,以防术后钢针滑移,半数患者可闭合复位内固定。现已较少用克氏针固定锁骨中段骨折,因为其易滑移,向外侧移位可致骨折端松动、皮下滑囊形成。文献曾有克氏针术后移位刺伤脊髓神经、滑入胸腔的报道。

3.MIPO技术　　即经皮微创接骨术(MIPO),考虑肩颈部美观因素,通过小切口经皮下插入锁定钢板进行内固定。

【术后处理】

患肩以三角巾或外展架(用于固定时间长者)制动,并加强功能锻炼。

五、预后

除波及肩锁或胸锁关节及神经血管或胸腔受损外,绝大多数锁骨骨折患者预后均佳。一般畸形及新生的骨痂多可自行改造。

第三节　肘部创伤

一、肘关节脱位

肘关节脱位很常见,多发生于青少年,成人和儿童也有时发生,约占全身四大关节脱位总数的一半。由于肘关节脱位类型较复杂,并以后脱位最常见,早期正确诊断及处理,后遗症少见,早期若未能及时处理或合并肘部及其他结构损伤时,常留有不同程度的肘关节功能障碍或畸形。

1.损伤机制及类型　肘关节脱位主要系由于间接暴力所致。肘部系前臂和上臂的连接结构,暴力的传导和杠杆作用是引起肘关节脱位的基本外力形式。

(1)肘关节后脱位:是肘关节脱位中最多见的一种类型,以青少年为主要发生对象。如摔倒后,手掌着地,肘关节完全伸展,前臂旋后位,由于人体重力和地面反作用力引起肘关节过伸,尺骨鹰嘴的顶端猛烈冲击肱骨下端大鹰嘴窝,即形成力的支点。外力继续加强引起附着于喙突的肱前肌和肘关节囊的前侧部分撕裂,则造成尺骨鹰嘴向后移位,而肱骨下端向前移位的肘关节后脱位。

由于构成肘关节的肱骨下端内外髁部宽而厚,前后又扁薄,侧方有副韧带加强其稳定,但如发生侧后方脱位,很容易发生内外髁撕脱骨折。

（2）肘关节前脱位：单纯肘关节前脱位较少见，又常合并尺骨鹰嘴骨折。其损伤原因多系直接暴力，如肘后直接遭受外力打击或肘部在屈曲位撞击地面等，导致尺骨鹰嘴骨折和尺骨近端向前脱位。这种类型肘部软组织损伤较严重。

（3）肘关节侧方脱位：多见于青少年。分为内侧脱位和外侧脱位2种，通常是肘关节处于内翻或外翻应力所致，伴有肘关节的侧副韧带和关节囊撕裂，肱骨的下端可向桡侧或尺侧破裂的关节囊侧移位。因强烈内外翻作用下，由于前臂伸或屈肌群猛烈收缩引起肱骨内、外髁撕脱骨折，尤其是肱骨内上髁更容易发生骨折。有时骨折片可嵌在关节间隙内（见图3-1）。

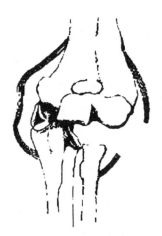

图3-1 肘关节侧方脱位

（4）肘关节分裂脱位：这种类型脱位极少见。由于上下传导暴力集中于肘关节时，前臂呈过度旋前位，环状韧带和尺桡骨近侧骨间膜被劈裂，引起桡骨头向前方脱位，而尺骨近端向后脱位，肱骨下端便嵌插在二骨端之间（见图3-2）。

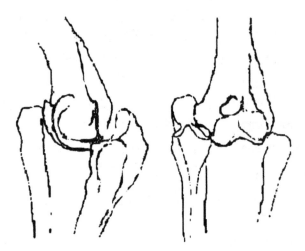

图 3-2　肘关节分裂脱位，左图为前后分裂，右图为内外分裂

2.临床表现　　外伤后，肘关节肿痛，关节置于半屈曲状，伸屈活动受限。如肘后脱位，则肘后方空虚，鹰嘴部向后明显突出；侧方脱位，肘部呈现肘内翻或外翻畸形。肘窝部充盈饱满，肱骨内、外髁及尺骨鹰嘴构成的倒等腰三角形关系改变。

3.治疗

(1)手法复位：新鲜肘关节后脱位：手法复位，多用牵引复位法。局部或臂丛神经阻滞麻醉，如损伤在半小时内亦可不使用麻醉。术者一手握住伤肢前臂、旋后，使肱二肌松弛后进行牵引，助手双手紧握患肢上臂作反牵引，先纠正侧方移位，再在继续牵引下屈曲肘关节，同时将肱骨稍向后推，复位时可感到响声，如已复位，关节活动和骨性标志即恢复正常，如果一人操作，可用膝肘复位法或椅背复位法。

注意事项：复位前应检查有无尺神经损伤，复位时应先纠正侧方移位，有时要先将肘稍过伸牵引，以便使嵌在肱骨鹰嘴窝内的尺骨冠状突脱出，再屈肘牵引复位。若合并肱骨内上髁骨折，复位方法基本同单纯肘关节脱位，肘关节复位之时，肱骨内上髁多可随之复位；但有时骨折片嵌入肱尺关节间隙，此时将肘关节外展或外翻，使肘关节内侧间隙增大,内上髁撕脱骨折借助于前臂屈肌的牵拉作用而脱出关节得以复位。若骨折片虽脱出关节,但仍有移位时,加用手法复位,及石膏固定时加压塑型。如果嵌顿无法复位者,需要考虑手术切开。

对于某些肘关节陈旧性脱位(早期)的手法复位,需在臂丛麻醉下,做肘部轻柔的伸屈活动,使其粘连逐渐松解。将肘部缓慢伸展,在牵引力作用下逐渐屈肘,术者用双手拇指按压鹰嘴,并将肱骨下端向后推按,即可使之复位。如不能复位时,切不可强力复位,应采取手术复位。如合并有尺神经损伤,手术时应先探查神经,在保护神经下进行手术复位,复位后宜将尺神经移至肘前,如关节软骨已破坏,应考虑作肘关节成形术或人工关节置换术。复位后的处理:复位后,用石膏或夹板将肘固定于屈曲90°位,3～4周后去除固定,逐渐练习关节自动活动,要防止被动牵拉,以免引起骨化肌炎。

(2)手术治疗

1)手术适应证:新鲜脱位闭合复位失败者;肘关节脱位合并肱骨内上髁撕脱骨折,骨碎片复位差;陈旧性肘关节脱位,不宜闭合复位者;一些习惯性肘关节脱位患者。

2)开放复位:需在臂丛麻醉下。取肘后纵形切口,肱骨内上髁后侧暴露并保护尺神经。肱三头肌肌腱做舌状切开。暴露肘关节后,将周围软组织和瘢痕组织剥离,清除关节腔内的血肿、肉芽及瘢痕。辨别关节骨端关系并加以复位。缝合关节周围组织。为防止脱位可采用一枚克氏针自鹰嘴至肱骨下端固定,1～2周后拔出。

4.并发症　僵直和创伤后关节炎是肘关节脱位后的常见并发症。早期解剖复位对防止关节炎改变是必要的,但可能会有一定程度的关节伸直受限。

异位骨化很常见,包括侧副韧带和关节囊的钙沉积,但它很少需要治疗。严重的异位骨化几乎可以造成肘关节的完全融合。异位骨化在脱位后很常见,最早可于伤后3～4周在X线摄片上看到,它的严重程度似乎与损伤的大小及固定时间的长短有关,也与肘关节早期被动牵拉有关。坚强的内固定、骨折修复后彻底冲洗软组织、早期活动也许可减少异位骨化。

(二)桡骨头脱位

1.解剖与分型　桡骨头参与2个关节的组成:其环状关节面与尺骨桡切迹环状韧带和方形韧带的束缚构成上桡尺关节;桡骨头凹与肱骨小头构成肘关节的肱桡部分。在临床上诊断桡骨头脱位一般都以肱桡关系的改变进行判断。正常情况下,在肘关节正位X线片上,桡骨干上段轴线向近侧的延长线应通过肱骨小头关节面的中点,向内侧或向外侧的偏移均视为桡骨头脱位。在侧位片上,肱骨小头与桡骨头凹在肘关节任何的屈伸位置上都是一个相应的杵臼关系。在肘关节屈曲90°的侧位X线片上,桡骨干轴线向近侧的延长线应通过肱骨小头中心,向前或向后的移位分别诊断为前脱位或后脱位。

桡骨头脱位一般分为前脱位和后脱位2种类型。

前脱位:桡骨头脱位于肱骨小头前方,为前臂旋前暴力所致。当前臂处于旋前位,桡侧突然遭受暴力冲击时,也可造成桡骨头前脱位。暴力大者,将桡骨头推向尺侧嵌入肱肌肌腱中,闭合复位难以成功。

后脱位:桡骨头脱位于肱骨小头后方,为前臂轴向暴力所致。其发生机制为当肘关节过度屈曲时,桡骨头与肱骨小头上位的桡骨窝相抵,前脱位已无空间。当前臂于旋前位,桡骨干即斜向交叉在尺骨干上,其纵轴方向为自内下斜向外上,桡骨头已具向外后脱位之势。此刻若前臂遭受轴向暴力,自腕部沿桡骨干向上传达,即迫使桡骨头冲破环状韧带向后外方脱出,由于与肱骨小头撞击,常合并桡骨头前侧边缘骨折。若暴力仍未中止,进而发生下桡尺关节分离,形成前臂两极性脱位或同时发生尺骨骨折。

根据桡骨头脱位的程度分为2度:

Ⅰ度:肱桡关节的杵臼关系移位,但未完全分离,即桡骨头半脱位。

Ⅱ度:肱桡关节的杵臼关系完全移位,桡骨头脱出在肱骨小头的前方或后方,即桡骨头完全脱位。

陈旧性孤立性桡骨头脱位在 X 线片上的特点是桡骨头凹发育呈凸状，桡骨干发育较长，这是由于桡骨头长期失去肱骨小头的生理挤压所造成的。陈旧性孟氏损伤应伴有尺骨弯曲畸形，必要时拍健侧前臂 X 线片对比。先天性桡骨头脱位是双侧性的，一般无临床症状。

2.鉴别诊断　桡骨头脱位的诊断一般不会发生困难，关键在于与陈旧性桡骨头脱位、陈旧性孟氏骨折和先天性桡骨头脱位相鉴别，以便选择正确的治疗方法，可从以下几个方面考虑：外伤史、临床体征、X 线相片显示的桡骨头形状、尺骨是否异常弯曲、对侧前臂 X 线片对比，给予正确诊断，杜绝医源性伤害。

3.治疗　新鲜性桡骨头脱位的复位一般比较容易。复位后，前脱位肘关节屈曲 90°，前臂旋后位固定；后脱位肘关节半伸位，前臂中立位固定，固定时间为 3 周，固定器材为长臂石膏托。前脱位复位后不稳定的病例，肘关节固定在过屈位，以不影响前臂血运为度。复位失败的病例，应及时切开复位，修补环状韧带，不稳定者用 1 根克氏针固定，肘关节屈 90°位，针自肘后穿入桡骨头，3 周后拔除。

小儿陈旧性桡骨头脱位可采用切开复位、环状韧带重建术。环状韧带取材于肱三头肌外缘。对桡骨头凹呈凸状改变，桡骨干超长的病例，可同时行桡骨头关节面成形术和桡骨干短缩术，小儿不应行桡骨头切除术。成人陈旧性桡骨头脱位有临床症状者可行桡骨头切除术。

先生性桡骨头脱位无症状者不予处理，有疼痛、功能障碍和外观明显畸形者，可用桡骨头切除术治疗。但对儿童桡骨头骨折不应做头切除术，术后容易发生桡尺骨交叉愈合或桡骨头再生，建议不用该术式。

（三）桡骨头半脱位

本病又叫牵拉肘，其名称形象地描述其受伤机制和特征。本病的其他诊断名称有：桡骨头半脱位、牵拉性桡骨头半脱位、上尺桡关节环状韧带半脱位和保姆肘等。

本病为幼儿常见损伤，4 以下岁最常见，占 90%，发病高峰期在 1～3 岁，男孩多，左侧较右侧多见。

1.解剖特点及其发病机制　牵拉肘是在幼儿肘部伸直和前臂旋前位突然牵拉手腕部所致,在其要跌倒的瞬间猛然用力向上拽其胳膊,或给幼儿穿衣服时用力猛拉其手所致,也可在摔倒后造成,比较少见。其好发于幼儿,与其肌肉、关节囊韧带薄弱、松弛和富于弹性的特点有关。Stone、Ryan、Salt 以及 Macra 和 Freeman 等分别对不同年龄婴儿尸体标本的发病机制进行了探索,发现骨性桡骨头直径明显大于桡骨颈,两者比例与成人截然不同,并得出较为一致的结论,即牵拉肘是由环状韧带牵拉桡骨颈至桡骨头部所致。

2.临床表现与诊断　患儿牵拉伤后,常立即出现哭闹,患肢拒绝活动和持物。大多数患者家属能明确指出是由于胳膊被拽伤后引起。

检查可见患肢常处在旋前位,肘关节屈曲,或用对侧手扶着患肢。肘部一般无肿胀,桡骨头外侧拒按,肘部被动屈伸尚可,但旋前旋后活动受限,有交锁感。施力抗阻旋后引起患儿瞬间剧痛,可感觉关节内有一弹响。

X 线影像表现骨关节无明显改变,诊断价值不大。

根据牵拉伤病史和局部检查无明显骨折征象便可初步诊断,手法复位后症状消失便能确诊。仅对个别伤因不明确或临床表现不典型或者须拍片排除骨折。

3.治疗及预后　本病治疗比较简单,手法复位容易,操作前最好先哄得患儿合作。复位方法:术者一手握住患儿肱骨下段与和肘部,另一手握住前臂远端,使肘关节屈曲 90°,并小心保持前臂旋前位置不变,在两手对抗牵引下迅速施力使前臂旋后,此时常可感觉关节内一声弹响,随后疼痛消失,患肢活动自如。复位后三角巾悬吊数日或 1 周,应告知患儿父母在 5 岁前牵拉手腕有再脱位的危险性。

个别患儿前臂旋后时无复位感觉,弹响可能在反复旋转前臂 1~2次后出现。早期国外文献虽曾报道 1 例 5 岁患儿因环状韧带陷入关节太多而需手术切开韧带复位,这种情况十分罕见。

大多数患儿手法复位后症状马上消失,若患肢活动完全恢复正常则无需制动,但要避免再受牵拉。个别患儿复位后局部仍有疼痛不适,或患肢尚不敢随意活动,可能是就诊晚,复位距受伤时间长,或合并环状韧带撕裂,故症状还会持续 3～5 天,宜用颈腕带或长臂后托石膏固定 1～2 周,直至症状消失。

本损伤预后良好,2 岁以下容易复发,约 5% 的患儿因牵拉手腕再发脱位,这些患者最好予以石膏托固定 2～3 周。随着年龄的长大,肌肉与关节囊韧带增强则对此病有自限能力,5 岁后发病已很少见。

(四)尺骨鹰嘴骨折

尺骨鹰嘴骨折是肘部常见损伤,成人多见。除少数尺骨鹰嘴尖端撕脱骨折外,大多数病例骨折线波及半月状关节面的关节内骨折。由于肘关节伸、屈肌的收缩作用,骨折很容易发生分离移位。因此,在治疗时,恢复其关节面的正常解剖对位和牢固固定、早期活动关节是获得良好功能的重要措施。如果关节面对合不整齐,日后可能引起创伤性关节炎,导致关节疼痛和功能受限。

1.损伤机制 尺骨鹰嘴骨折的损伤多由间接暴力引起。当跌倒、手撑着地时,肘关节呈半屈状。肱三头肌猛烈收缩,即可将尺骨鹰嘴造成撕脱骨折;或在肘部着地时,肱骨下端直接撞击尺骨半月切迹关节面和肱三头肌向相反方向的牵拉,致鹰嘴骨折。甚至可造成肘关节前脱位伴鹰嘴骨折。直接暴力打击所造成的骨折,可能是粉碎性骨折。只要在骨折发生的瞬间,肌肉收缩力量不是很强烈,骨折移位并不明显。

尺骨鹰嘴骨折后,其正常解剖关系遭受破坏,骨折近侧段和远侧段分别受到附着的伸、屈肌收缩牵拉作用,失去生物力学平衡。止于尺骨近端粗隆的肱肌和附丽着尺骨鹰嘴的肱三头肌,分别司肘关节屈、伸运动的动力。尺骨鹰嘴关节面侧为压力侧,鹰嘴背侧为张力侧,在二者之间是中性轴,既无压力也无张力。骨折后,通常以肱骨远端(滑车部)为支点,致骨折背侧张开或分离。这种骨折的应力特点是治疗中的注意点。

2.解剖特点 尺骨鹰嘴骨折合并肘关节前脱位完全不同于单纯的

肘关节脱位,尺骨鹰嘴是尺骨近端后侧大的隆起弯曲部分。它位于皮下尤其容易导致直接损伤。尺骨鹰嘴与尺骨近端前侧的冠状突之间形成一个大的半月形切迹,此半月切迹与肱骨滑车构成关节,它保持肘关节前后平面的活动并保持稳定性。关节软骨面与冠状突之间有一段软骨缺如区称为骨裸露区,因此在鹰嘴骨折复位时不要以为软骨面能够完全覆盖骨质。

尺骨鹰嘴的骨化中心 10 岁左右出现,16 岁左右融合。但也有成人骨骺未闭的报道,多见于双侧有家族史。这种情况应与肘髌骨相鉴别,肘髌骨是在肱三头抵止于鹰嘴处出现的骨化。骨骺未闭,肘髌骨都应与尺骨鹰嘴骨折相鉴别,尤其肘部创伤后,必要时应拍健侧 X 线片进行对比以防漏诊或误诊。

3.临床表现　尺骨鹰嘴骨折后局部肿胀明显。由于肘关节内积血,使肘关节两侧肿胀,隆起。压痛比较局限,有时可触及骨折线。肘关节呈半屈状,伸屈功能障碍。X 线片可见明显骨折,并明确骨折类型和移位程度。

4.骨折分型　骨折分为 4 型:

Ⅰ型:A.撕脱骨折,关节内;B.撕脱骨折,关节外。

Ⅱ型:横形或斜形骨折。

Ⅲ型:粉碎性骨折。

Ⅳ型:靠近冠状突水平的骨折,常造成前脱位。

无移位骨折,必需满足 3 个条件:①骨折块分离小于 2mm;②肘关节屈曲 90°时,移位无增加;③可以主动抗重力伸肘。

5.治疗

(1)手法复位

1)无移位骨折:不完全骨折无需复位,一经确诊,即可用上肢托石膏固定于功能位置。3～4 周后拆除石膏,进行功能锻炼。

2)轻度移位骨折:在无麻醉下将肘关节置于 130°～140°位,使肱三头肌放松。术者握紧伤肢的上臂,一手用鱼际抵于鹰嘴尖部,用力推按,使骨折对合复位。复位后上肢伸130°,石膏托固定,3周后开始功能锻炼。

(2)手术开放复位和内固定:适应证:骨折移位明显,经手法复位失败或不宜手法复位者均应采用手术切开复位内固定治疗。

钢丝交叉固定:于骨折线两面侧约为1.5~2.0cm处,相当于鹰嘴厚度的1/2处横向各钻一孔,将22号钢丝一端穿过骨折的近端或远侧端的骨孔,再斜向绕过鹰嘴背侧贯穿另一骨孔,使绕过骨折线的钢丝在鹰嘴背侧紧贴骨面呈"8"字形交叉,抽紧钢丝打结并扭紧固定。张力带固定后,将肘关节轻轻伸屈活动,在直视下观察骨折对位是否足够稳定。上肢石膏固定,肘关节固定在90°或略>90°,2~3周后拆除石膏,进行关节功能活动。

克氏针钢丝张力带固定:克氏针穿过骨折线的,自尺骨上1/3骨嵴两侧穿出,留3cm针尾并折弯,以防克氏针滑动后针尾刺激皮肤影响关节功能活动。将钢丝绕过鹰嘴尖及骨干的针尾在尺骨背面交叉,组成张力带钢丝固定。则术后可不用外固定,早练习肘关节活动,可使肘关节功能早日恢复。

(五)桡骨近端骨折

桡骨近端骨折(桡骨头、颈骨折)是成人较为常见的肘部损伤,常常合并有其他的损伤。占近20%;随着对骨折类型及相关软组织损伤认识的增多,骨折内固定技术的提高,对于桡骨近端骨折(桡骨头骨折)要重新认识和评价。桡骨头是肘部第二个重要的稳定结构,很显然,在肘部最重要的稳定结构被损伤的前提下,再行桡骨头切除是不当的。

1.损伤机制　一般多是从高处跌落或摔伤,肘伸直,前臂旋前手着地位,暴力经桡骨下端向上传达,使桡骨头撞击肱骨小头。肩外展时,肘伸直支撑身体的同时伴有强大的外翻力,可使桡骨头外侧劈下,或合并内侧副韧带及肘关节脱位的联合损伤。

2.分型

Ⅰ型骨折(无移位骨折):桡骨头纵轴平行或斜行劈列骨折,或头颈之间嵌插、桡骨头外形正常。

Ⅱ型骨折(有移位骨折):可表现为桡骨头边缘劈裂,1/3、1/2纵形劈裂向外下移位。或桡骨头颈部横断骨折,桡骨头向外移位。

Ⅲ型骨折(粉碎性骨折):可表现为多种不同形式,如桡骨头外形正常、多条裂纹骨折,或无明显移位、桡骨头粉碎骨折,桡骨头大体外形正常或转变移位。

Ⅳ型骨折(合并联合损伤的粉碎骨折):本型较为少见,由于强大外翻力,使桡骨头造成粉碎性损伤,有时骨碎片可嵌入关节间隙内,或合并尺侧副韧带损伤、肘关节半脱位。

桡骨头骨折分类已经经历了相当大的进步,Scharplatz 和 Allgower 甚至将造成损伤的力量和方向不同把有关肘部损伤分为两大类;①纯粹轴向力造成的损伤;②继发于内翻和外翻力的移位。早期 Carstam、Bakalim、Mason 的分型多考虑骨折的 X 线片的表现,而忽视了其他损伤。改进的 Mason 的分类在其基础上补充了第四类:伴有肘关节脱位的骨折。这种分类方法被很多医者采纳。

3.临床表现及诊断　肘关节外侧局限性肿胀、压痛、关节活动受限和前臂旋转障碍,Ⅱ型、Ⅲ型、Ⅳ型骨折可有关节活动痛及骨摩擦音,或肘外展过度活动(尺侧副韧带损伤),骨块在关节内嵌插的关节交锁症状。外伤史及相应临床表现体征。

X 线片及影像学检查对于明显骨折、移位的诊断无困难。Ⅰ型骨折早期看不清楚骨折线,但有肘外侧的明显肿胀、压痛,应做相应的治疗和观察,1～2 周复查 X 线片如出现骨折线即可确诊。CT 检查:可从横断面了解骨折粉碎、骨块移位,以及有无关节间隙内小碎骨块。二维和三维 CT 可立体的了解骨折移位方向,为手术和治疗提供帮助。

4.治疗

(1)非手术治疗

Ⅰ型骨折:用屈肘位石膏托 2～3 周固定后,功能锻炼。

Ⅱ型骨折:对移位的Ⅱ型骨折,波及关节面 1/3 或移位小或骨折块关节面向外下移位,倾斜在 30。以下。可以在骨折间抽血肿(在局麻下),轻度牵引下推挤桡骨小头,同时做前臂轻度旋转活动,可使骨折得到较满意的复位,用屈肘石膏托固定 3～4 周开始功能锻炼。

Ⅲ型骨折:对一些桡骨头粉碎性骨折,但桡骨头轮廓大体正常,或移位不明显,一样用石膏托固定 3～4 周后开始功能锻炼。

(2)手术治疗

1)首先做切开复位内固定术:对于桡骨头骨折还多偏于内固定治疗,尽管很多报道说切除桡骨头后效果良好,但最近一些研究注意到了桡骨头切除后有桡骨向近侧移位和握力下降。

随着小型内植物的设计和应用技术的提高,使桡骨近断骨折的内固定变的更可靠。手术入路:为标准的外侧切口,辨认在肘肌和尺侧伸腕肌之间的间隙,纵形切开筋膜,清除骨折处血肿,显露骨折断端,最常见的是骨折波及桡骨头的前外侧部分,这使得容易接近复位和在可视下进行克氏针内固定(1 根或 2 根2.0mm 或 2.7mm 螺丝钉),或手臂中立位时钢板直接应用于桡骨头和颈的外侧,不会碰及近侧桡尺关节。一旦应用固定,应该在闭合伤口之前检查前臂旋转范围。

2)桡骨头切除术:对粉碎、移位桡骨头骨折,关节活动受限碎性骨折合并肘关节半脱位,但尺侧韧带完整,或经过闭合复位不成功的病例均为桡骨头切除的指征。多数学者认为应在伤后早期(1 周内),效果最好。手术方法:肘外侧或后外侧切口,从肘后肌和伸肌之间间隙暴露肱桡关节囊,注意保护桡神经深支,清除血肿,切除桡骨头(1～1.5cm)不能低于肱二头肌腱抵止点的桡骨转子。将碎片清除干净,将骨断端修平,圆滑,关闭伤口。术后三角巾悬吊,数天后开始进行肘关节屈伸及前臂旋转活动功能锻炼。

3)桡骨头假体置换成形术:对于桡骨头关节面的 1/3 以上骨折碎片时,部分及完整切除桡骨头效果不好,所以选择桡骨头假体置换术,假体置换的优点是提供较正常的关节关系、减轻疼痛。内在稳定性金属植入物较聚硅酮假体优点很多,其机械性能更稳定、更耐磨,而且不会在肘关节产生炎性反应。

(六)肘关节损伤后遗症

肘关节损伤后遗留后遗症较多,这和肘关节的解剖因素有关;另外和早期的治疗不当亦有关系。

1.骨不连 骨不连常见于肱骨外髁骨折,偶尔也见于内侧髁骨折。X线片上肱骨外髁骨骺与肱骨下端明显分离,但临床上外观多不易发现。多数由于患儿外伤后没有得到及时的、正确的诊断及不合理的治疗,待伤后几个月肘部功能仍不佳时再进一步诊治,此时已失去了最好的治疗时机。另外虽然诊断正确,在治疗中因各种原因造成骨折块的移位,局部纤维性连接,而发生骨不愈合。对于损伤年限短者,应积极治疗。手术时将肘关节内瘢痕切除,将原骨折面重新凿出新鲜骨面,尽量达到解剖复位,内固定要坚强。也有人提出要植骨,促进骨愈和。固定时间较新鲜骨折长,一般为8周左右。对于损伤多年、骨折块硬化、肘外翻较重者,也不应对骨折片做手术切除,即使不愈合,对于肘关节的稳定仍有一定作用。若提携角过大影响功能,宜考虑行髁上截骨术。

2.畸形 肱骨远端骺软骨损伤后都将发生不同程度的肘关节畸形。骨折时骨骺板发生损伤,造成局部血液供应障碍,或是骺软骨内的营养血管损伤,影响软骨细胞生长,导致骺软骨发育障碍。

肘内翻畸形是肘部骨折后常见的晚期后遗症,特别是整复不良的肱骨髁上骨折、髁间骨折。部分肘内翻畸形是由于肱骨下骺损伤后,其内侧部分早期闭合,在生长发育过程中逐渐形成肘内翻畸形。肘内翻畸形临床表现为携物角消失成负角,行走中手臂自然摆动时肘部向体侧突出,极为显眼。肘关节活动多无障碍(如为髁间骨折后遗症则常有功能障碍)。必须拍摄肘关节X线片,以判明其成因,并通过X线片测量肘内翻的度数,制订截骨矫形方案。通常以肱骨髁上截骨术(角度截骨)矫正畸形,矫正的角度为肱内翻的度数加上正常携带角度数,由于携带角大小因人而异,故应拍该患者的健侧肘关节X线片以测量其携物角的准确度数。

手术采用肘外侧纵行切口，经外侧肌间隔，于肱骨髁上部位做前后方的剥离显露该部骨质，理想的截骨平面应选择髁上关节囊附丽部的上方，按术前预定计划做楔形截骨，充分纠正肘内翻畸形。为保持截骨端的稳定，截骨时应保持肱骨髁上部位内侧方骨膜的连续性，也可以使用内固定（如钢丝、记忆合金骑缝钉）。术后仍需长臂石膏前后托保护4～6周。

儿童期的肘内翻畸形，因其骨骺尚未闭合，不宜手术治疗，应待其骨骺闭合，生长发育停止时再行手术矫形。

肱骨外髁骨折有时可遗留肘外翻畸形。如合并尺神经炎的症状，可行楔形截骨和尺神经前置术。

肱骨内外髁骨折还可能遗留鱼尾样畸形，引起关节面不平整，是创伤性关节炎的主要原因。

3.迟发性尺神经炎　　造成迟发性神经炎的原因有二，一是早年的肘部骨折遗留有肘外翻畸形（如畸形愈合的髁上骨折，不愈合的肱骨外髁骨折或儿童期的肱骨下骺损伤而致发育畸形），致使尺神经长期受到牵张、摩擦，而变性麻痹。另一原因则是早年肘部骨折造成肘后尺神经沟不平滑，致尺神经长期受到摩擦而变性麻痹（如畸形愈合的内上髁骨折）。常于肘关节创伤后10年左右出现尺神经麻痹的症状和体征。

临床表现：早期症状仅是肘内后方疼痛、环、小指麻木感，继之出现环小指伸直障碍，无力，严重时可累及尺侧屈腕肌、无名小指的指深屈肌、小鱼际肌、骨间肌、尺侧两条蚓状肌、拇内收肌，造成肌肉麻痹，有时可累及拇短肌深头。故临床检查可见到尺神经支配区的感觉障碍，无名小指的爪状畸形，小鱼际及骨间肌的萎缩（特别是第一骨间背侧肌），及受累肌肉肌力减弱。肘后内侧、尺神经沟处可触及增粗的尺神经，有触痛及放射感，沿尺神经沟处可触及异常骨突。

X线片可判明肘外翻的原因和程度，如无肘外翻，应拍尺神经沟的切线位X线片以判明该部位的异常骨突或增生，必要时可做CT检查。

应行尺神经前置术，即小心切开尺神经沟的纤维鞘，游离尺神经至第一个肌支(关节囊支可切断),将其移至肘前肌床上。术后可使用神经营养药物,促进其恢复。如存在肘外翻畸形而欲截骨矫形,亦可同时进行。

4.创伤后肘关节功能障碍　肘关节创伤后造成肘关节伸屈活动受限者,约占1/3,但对生活和工作构成显著影响而需手术治疗者并不多见。相对而言,屈肘功能较伸肘功能更重要,因此,屈肘受限更具手术治疗价值。

(1)原因:包括关节外因素和关节内因素。

1)关节外因素:畸形愈合的骨性阻挡物;创伤后异位骨化;关节周围软组织的粘连挛缩(肌腱、韧带)。

2)关节内因素:关节囊粘连挛缩;关节内粘连;关节内骨折后关节关系破坏。

(2)治疗:手术前应详细检查,明确功能受限的各种成因及哪些是主要的,哪些是次要的,然后做出手术计划,解决主要矛盾。针对不同情况,可以使用下列手术改善肘关节功能。

1)骨突或异位骨化切除:骨折畸形愈合所形成的骨性突起可以成为阻挡而影响肘关节的活动。如肱骨小头骨折上移并畸形位愈合的折块能阻碍肘关节的屈曲;畸形愈合的肱骨髁上骨折,其前突的近端也能阻碍屈曲;陈旧的孟氏骨折,脱位的桡骨头会妨碍屈肘。切除这些骨突即会明显改善肘关节的活动。

创伤后异位骨化(曾被称为骨化性肌炎)好发于肘部创伤后,特别是肘部手术创伤较重,术后血肿较重者,儿童中发生率较高。一旦发生将严重影响肘关节的活动。切除此种骨化,掌握时机极为重要,过早地施术将引发更严重的骨化,使手术失败。创伤后异位骨化其发生发展规律一如骨折的愈合过程,手术应在其成熟静止期进行(即当X线片上显示成骨均匀一致,边缘清晰而范围缩小时)。如按时间推算,以发生在创伤后半年以上手术为宜。

2)关节松解术:以粘连为主者,宜行关节松解。为使术后能早期进行功能锻炼,应使用内、外两侧的侧方切口(以内外上髁为中心的纵形切口),将前后关节囊与骨面之间的粘连彻底剥离,将关节间的粘连分开(肱桡及肱尺关节),将冠状突窝及鹰嘴突窝内的瘢痕组织刮除干净,必要时松解内外侧副韧带。直视下被动伸屈肘关节(用力适度),延伸紧张的肌肉及残留的粘连,以达到接近正常的活动范围。为避免拉伤尺神经(经常发生),应游离尺神经并前移至肘前,再做手法屈肘。术后使用 CPM 机连续活动关节,如无此设备,应令患者自行锻炼,每晚在所能取得的最大屈曲位以颈腕带固定,直至 3 周。

3)肘关节成形术:适用于关节解剖形态破坏殆尽,不可能通过松解改善者。成形术可恢复关节的活动,但关节稳定性差,肌力弱,目前使用日益减少,已被近年兴起的肘关节置换所取代。

第四节　肩关节脱位

一、应用解剖

盂肱关节是肱骨头与肩盂构成的关节,通常也称肩关节,是全身活动范围最大的关节,也是全身大关节脱位中最常见的部位。约占全身 4 大关节(肩、肘、髋、膝)脱位的 40.1%。肩关节前脱位同时如发生盂前缘的压缩骨折,或肱骨头后侧的压缩骨折时,均可影响盂肱关节的稳定,成为复发脱位的病理基础。

肱骨头近似半圆形,约占圆周的 2/5。在冠状面形成约 $130°\sim135°$ 的颈干角。在横断面有向后 $20°\sim30°$ 的后倾角。后倾角的改变与关节的稳定性有一定的关系。

肩盂关节面呈梨形、凹窝状,与肱骨头相吻合。垂直径大于横径。肩盂关节面相当于肱骨头关节面的 $1/3\sim1/4$。肩盂纵径与肱骨头直径比值小于 0.75,或横径与肱骨头直径比值小于 0.57,皆可说明肩盂发育不良,会影响盂肱关节的稳定性。盂的纵径及横径与肱骨头直径的比值称为盂肱关节指数。

盂的关节面在 75％的正常人中有平均 7.4°(2°~12°)的后倾角度。后倾角减小也是盂肱关节不稳定的因素之一。

此外肩峰及喙突也可限制肱骨头向后上及前上方向的过度移位。

维持盂肱关节稳定的另一因素是关节囊及韧带结构。盂肱关节的关节囊大而松弛,容许肱骨头有足够大的活动范围。肩关节的韧带有喙肱韧带,前方的上、中、下盂肱韧带,以及后下盂肱韧带。在通常活动范围情况下,由于关节囊松弛,因此不能发挥防止盂肱关节移位的作用。只有当关节活动到一定的活动范围时,当关节囊韧带处于张力状态下,才能发挥其限制肱骨头过度移位的稳定作用。关节囊韧带对盂肱关节的稳定作用是诸稳定因素中最后的防线。

盂唇是一纤维性软骨的边缘。可以加深盂窝,增加对肱骨头的稳定作用。实验切除盂唇软骨后,肩盂防止肱骨头移位的稳定作用减少50％以上。创伤性肩关节前脱位时,大多数病例发生盂唇软骨分离,称为 Bankart 损伤,成为复发性肩关节前脱位的重要病因之一。

肩关节的活动实际是盂肱关节、肩锁、胸锁关节以及肩胛胸壁间活动的总和。盂肱关节本身只有 90°的主动外展活动。

二、损伤机制及盂肱关节不稳定的分类

盂肱关节不稳定可有很多不同的分类方法。根据造成脱位的原因可分为创伤性盂肱关节不稳定和非创伤性关节不稳定两类。前者约占95％~96％,后者一般没有外伤诱因或由极轻微的外力引起,约占 4％。后者肩关节多有骨发育异常,此类疾患,如肱骨头过度后倾、肩盂发育不良或盂的畸形,也可患有神经、肌肉系统疾患或合并有感情上和精神病学的问题,常表现双肩不稳定或肩关节多方向的不稳。

根据关节不稳定的程度可分为盂肱关节脱位和半脱位。脱位是指

肱骨头于肩盂关节面完全分离,不能即刻自动复位。而半脱位是肩关节活动至某一位置的瞬间,肱骨头与盂的关系发生一定程度的错位,产生一定的症状,并可自动恢复到正常的位置。患者有时可感到肩关节有暂时的错动不稳的感觉。

根据关节脱位的时间及发作的次数可分为新鲜脱位、陈旧脱位和复发脱位等。文献中有的将脱位超过24h者称为陈旧性脱位。但从创伤病理变化以及治疗方法考虑,将脱位时间超过2～3周者成为陈旧性脱位比较合理。复发性脱位是指原始创伤脱位复位后的一段时间内(一般在伤后2年以内),肩部受轻微的外力或肩关节在一定位置活动中即又发生脱位,而且在类似条件下反复发生脱位时称为复发性脱位。

根据盂肱关节不稳定的方向可分为前脱位、后脱位、上脱位和下脱位等。

前脱位是最为常见的盂肱关节脱位类型,约占盂肱关节脱位的95%以上。直接外力虽可造成肱骨头脱位,但主要发生机制是肩外展,后伸伴有外旋的外力,由于肱骨头的顶压,造成前关节囊和韧带以及盂唇软骨的损伤,外力继续作用可使肱骨头脱向前方。常伴有肱骨大结节或肩袖的损伤。根据肱骨头脱位后的位置不同,前脱位又可分为如下几种类型:

喙突下型:肱骨头脱位至喙突下方。

盂下型:肱骨头脱向前下,位于盂下缘。

锁骨下型:肱骨头脱位后向内侧明显移位,至喙突的内侧、锁骨下方。

胸内脱位型:是较为少见的类型。肱骨头移位通过肋间进入胸腔。常合并肺及神经、血管损伤。

后脱位是较为少见的损伤。发生率约占肩关节脱位的1.5%～3.8%。当肩关节在内收、外旋位肱骨遭受由下向上的轴向外力时,可造成盂肱关节后脱位。

此外当癫痫发作、电休克治疗时,由于肌肉痉挛收缩也可造成关节脱位。肩部内旋肌群的肌力(胸大肌、背阔肌及肩胛下肌)明显强于外旋肌群的肌力(冈下肌、小圆肌),因此发生后脱位的几率高于前脱位。直接外力作用于肩前方也可造成后脱位。

后脱位造成后方关节囊以及盂唇软骨的损伤,常合并小结节骨折。后脱位又可分为肩峰下脱位(占后脱位的98%)、后方盂下脱位及肩胛冈下脱位。

盂肱关节下脱位是罕见的脱位类型。发生机制为肩部遭受过度外展的外力,使肱骨颈盂肩峰顶触并形成一个支点,将肱骨头自关节囊下方撬出关节。使肱骨头关节面顶端向下,头交锁于盂窝下,肱骨下段竖直向上。因此也称垂直脱位。常合并有严重的软组织损伤。

上脱位更为罕见。外伤机制是肩在内收位遭受向上方的外力引起。肱骨头向上移位,可造成肩峰、锁骨、喙突或肱骨结节的骨折。以及肩锁关节、肩袖和其他软组织损伤。

三、临床表现及诊断

外伤的原因,外伤时肩关节的位置以及外力作用的方向,有助于对以往脱位方向的分析。此外有无原始脱位的病历资料、X线检查,是否易于复位,都有助于对盂肱关节不稳定的分析判断。

对疑为盂肱关节不稳的患者应详细询问有关的病史。应了解是否为第一次发作,以及首次发作的时间。首次脱位年龄越小者,以后成为复发脱位的发生率越高。年龄20岁以下的患者,首次脱位以后变成复发脱位的发生率是80%~90%。其次应询问致伤外力的大小以及外伤机制。轻微外力即造成脱位者,说明盂肱关节稳定因素有缺陷,易转化为复发不稳定。而严重外伤引起脱位者,由于软组织损伤较重,经修复形成瘢痕组织,可使盂肱关节变得更为稳定。

急性前脱位的临床表现为肩部疼痛、畸形、活动受限,患者常以健手扶持患肢前臂、头倾向患侧以缓解疼痛症状。上臂处于轻度外展、外旋、前屈位。肩部失去圆钝平滑的曲线轮廓,形成典型的方肩畸形。患肩呈弹性固定状态于外展约 30°位。肩峰下触诊空虚感,常可在喙突下、腋窝部位触及脱位的肱骨头。患肩不能内旋、内收。当患肢手掌置于健肩上,患侧肘关节不能贴近胸壁。或患侧肘先贴近胸壁,患侧手掌则不能触及健侧肩,即所谓 Dugas 阳性体征。

诊断脱位时应注意合并肱骨颈骨折和结节骨折的可能。合并大结节骨折的发生率较高,此外应常规检查神经、血管。急性脱位合并腋神经损伤的发生率为 33%～35%。

陈旧性肩脱位的体征基本同于新鲜脱位,唯肿胀、疼痛较轻,依脱位时间长短和肢体使用情况不同,肩关节可有不同程度的活动范围。肩部肌肉萎缩明显,以冈上肌及三角肌为著。

陈旧性肩关节前脱位的病理改变是在新鲜脱位病理损伤基础上,随着时间的迁延,一些损伤组织得到修复,一些组织由于废用和挛缩发生了相应的继发病理改变:

(1)关节内和关节周围血肿机化,形成大量纤维瘢痕组织填充肩盂,并与关节囊、肩袖和肱骨头紧密粘连,将肱骨头固定于脱位的部位。

(2)关节周围肌肉发生废用性肌肉萎缩,关节囊、韧带和一些肌肉发生挛缩并与周围组织粘连。以肩胛下肌、胸大肌及肩袖结构尤为明显。

(3)原始损伤合并肱骨大结节骨折者,可发生畸形愈合。骨折周围可有大量骨痂以及关节周围骨化。

(4)关节长期脱位后,肱骨头及肩盂关节软骨发生变性、剥落、关节发生退行性改变。

(5)肱骨近端、肱骨头以及肩盂由于长期失用,可发生骨质疏松,骨结构强度减低。

以上病理改变增加了闭合复位的难度,脱位时间越久,越不容易复位。强力手法复位,不但易于造成肱骨近端骨折,而且由于臂丛神经及腋部血管与瘢痕组织紧密粘连,也易造成损伤。即使采用切开复位,也需由有经验医生谨慎操作。

急性后脱位的体征一般不如前脱位那样明显、典型。误诊率可高达60％。因此肩关节后脱位有"诊断的陷阱"之称。有如下几个方面的原因：

（1）肩后脱位绝大多数为肩峰下脱位，而这种类型的脱位没有前脱位明显的方肩畸形以及肩关节弹性交锁现象。患侧上臂可靠于胸侧。

（2）只拍摄前后位X线片时，肱骨头没有明显脱位的表现。骨科医师只依赖于正位片表现排除了脱位的可能是造成误诊的主要原因。

（3）X线片上发现一些骨折，并主观认为这些损伤就是引起肩部症状的全部原因，从而不再认真检查主要的损伤。

下方脱位的临床体征非常明显、典型。上臂上举过头，可达110°～160°外展位，因此也称为竖直性脱位。肘关节保持在屈曲位，前臂靠于头上或头后，疼痛症状明显。腋窝下可触及脱位的肱骨头。常合并神经、血管损伤。在老年人中多见。

上方脱位时上臂在内收位靠于胸侧。上臂外形变短、肱骨头上移，肩关节活动明显受限。活动时疼痛加重。易合并神经、血管损伤。

外伤后怀疑有肩关节脱位时，需拍摄X线片确定诊断。以明确脱位的方向、移位的程度、有无合并骨折。更为重要的是明确有无合并肱骨颈的骨折。不能只根据临床典型的体征做出脱位的诊断，更不能不经X线检查就采取手法复位治疗。否则不仅复位会遇到困难，也有可能造成医源性骨折，使治疗更为复杂、困难，形成医疗上的纠纷。因此目前建议对肩部骨折脱位采用创伤系列X线片投照，即肩胛面正位、肩胛侧位和腋位。

肩胛骨腋窝缘于肱骨上端后内缘的影像形成一光滑的弧形曲线，称为Moloney线，肱骨头前脱位时，由于头向前移，肱骨头外旋，使颈干角及肱骨颈的轮廓充分显现，因此在穿胸位X线片上Moloney顶端弧线增宽。而后脱位时，由于肱骨头及颈向后上方移位，因此使Moloney弧形变窄，顶上变尖。

必要时行 CT 检查可清楚显示盂肱关节脱位的方向以及合并的骨折。

四、治疗

(一)新鲜肩脱位

新鲜肩脱位的治疗原则应当是尽早行闭合复位。不仅可及时缓解患者痛苦,而且易于复位。一般复位前应予适当的麻醉。复位手法分为以牵引手法为主或以杠杆方法为主 2 种。一般以牵引手法较为安全。利用杠杆手法较易发生软组织损伤及骨折。常用以下几种方法复位:

Hippocaratic 复位方法,至今仍被广泛应用。只需一人即可操作。患者仰卧位,术者站于床旁,术者以靠近患肩的足蹬于患肩腋下侧胸壁处,双手牵引患肢腕部,逐渐增加牵引力量,同时可轻微内、外旋上肢,解脱头与盂的交锁并逐渐内收上臂。此时常可感到肱骨头复位的滑动感和复位的响声。复位后肩部恢复饱满的外形。此时复查 Dugas 征变为阴性,肩关节恢复一定的活动范围。

Stimson 牵引复位法:患者俯卧于床上,患肢腕部系一宽带,悬2.268kg(5 磅)重物垂于床旁,根据病人体重及肌肉发达情况可适当增减重量。依自然下垂位牵引约 15min。肩部肌肉松弛后往往可自行复位。有时需术者帮助内收上臂或以双手自腋窝向外上方轻推肱骨头,或轻轻旋转上臂,肱骨头即可复位。此方法是一种安全、有效、以逸代劳的复位方法。一般不需麻醉。

Kocher 方法:是一种利用杠杆手法达到复位的操作。需有助手以布单绕过患者腋部及侧胸部行反牵引,然后术者沿患肢上臂方向行牵引,松脱肱骨头与肩盂的嵌压。然后使肱骨干顶于前侧胸壁形成支点,内收、内旋上臂,使肱骨头复位。操作时手法应轻柔,动作均匀缓慢,严禁采用粗暴、突然的发力,否则易于造成肱骨颈骨折或引起神经、血管损伤。

闭合复位时易造成医源性肱骨颈部骨折。在复位前应仔细阅片再行复位。合并有结节骨折的病例,发生颈部骨折的几率较大。手法复位后应常规再拍摄 X 线片,以证实肱骨头确已复位,同时也可观察有无新的骨折。此外应复查肢体的神经、血管情况。

患肩复位后,将患肩制动于内收、内旋位。腋窝垫一薄棉垫。可以颈腕吊带或三角巾固定。制动时间可依患者年龄而定。患者年龄越小,形成复发脱位的几率越大。30 岁以下者可制动 3～5 周。年龄较大的患者,易发生关节功能受限,因此应适当减少制动的时间。早期开始肩关节功能锻炼。

新鲜脱位闭合复位不成功时,有可能是移位的大结节骨块阻挡或关节囊、肩袖、二头肌腱嵌入阻碍复位。此时需行手术复位。此外当肱骨头脱位合并肩盂大块移位骨折、肱骨颈骨折时,多需手术切开复位。

对新鲜盂肱关节后脱位的复位时,患者仰卧位,沿肱骨轴线方向牵引,如肱骨头于盂后喙有交锁,则需轻柔内旋上臂,同时给予侧方牵引力以松脱肱骨头与盂缘的嵌插交锁。此时从后方推肱骨头向前,同时外旋肱骨即可复位。复位后如较为稳定,可用吊带或包扎固定于胸侧。将上臂固定于轻度后伸旋转中立位 3 周。如复位后肱骨头部稳定,则需要将上臂置于外旋、轻后伸位以肩人字石膏或支具固定。也可在复位后以克氏针通过肩峰交叉固定肱骨头。3 周后去除固定开始练习肩关节活动。

闭合复位不成功时,或合并小结节骨折头复位后骨折仍有明显移位、复位后不稳,需行切开复位固定。肱骨头骨折缺损较大时,可用肩胛下肌或连同小结节填充缺损处。

盂肱关节下脱位时应先行闭合复位。沿上臂畸形方向向外上方牵引,以折叠的布单绕过患肩向下方做反牵引。术者自腋窝部向上推挤肱骨头,同时逐渐内收上臂已达复位。有时由于肱骨头穿破关节囊不能闭合复位时,则需切开复位。

盂肱关节上脱位更为少见,一般采用闭合复位治疗。如合并肩峰骨折使关节复位后不稳时,则需手术治疗,固定移位的骨折。

(二)陈旧性肩关节脱位

陈旧性肩关节脱位的治疗方法是难以确定的。一般应根据患者的年龄、全身状况、脱位的时间、损伤的病理、症状的程度以及肩活动范围等因素综合分析决定。首先确定脱位是否还需要复位。如需复位,能否行闭合复位。如需手术治疗采用何种手术方式。如下几种治疗方法可供做治疗参考:

1.功能治疗　功能锻炼适于年老、体弱、骨质疏松者。脱位时间超过 2 个月以上的中年患者或半年以上的青年患者病例,由于软组织粘连,关节软骨的退变,难以手术复位并取得满意的手术治疗效果。一般通过 2～3 个月的功能锻炼,肩关节的功能活动可得到明显改进,可胜任日常的生活和工作。

2.闭合复位　一般适用于脱位时间在 1 个月以内,无神经、血管受损的青壮年患者。合并有骨折者一般应行手术复位。脱位时间在 1～2 个月者也偶有闭合复位成功的机会。脱位时间越长,闭合复位越困难。

陈旧脱位行闭合复位时,必须在麻醉下进行,以使肌肉完全松弛。复位时先行手法松动肱骨头周围的粘连。一助手固定住肩胛骨,另一助手握住患肢前臂行轻柔牵引。术者握住患者上臂轻轻摇动并旋转肱骨头,逐渐增大活动范围松解开肱骨头周围的粘连。在牵引下经证实肱骨头已达到肩盂水平,且头与盂之间无骨性嵌插阻挡时,可根据不同脱位的方向试行复位的手法。推挤和旋转肱骨头使其复位。复位中禁用暴力和杠杆应力,以免造成骨折或引发神经、血管损伤。

3.切开复位　适用于脱位时间半年以内的青壮年患者,或脱位时间虽短,但合并有大、小结节骨折或肱骨颈骨折者。由于软组织损伤、瘢痕粘连,使肱骨头固定,腋动脉及臂丛神经变位并与瘢痕组织粘连。因此陈旧性盂肱关节脱位切开复位的手术是困难而复杂的手术,很容易造成神经、血管的损伤。行切开复位时应靠近肱骨头处切断肩胛下肌肌腱和关节囊,松解出肱骨头。复位后如不稳定,可用克氏针交叉固定。

4.人工肱骨头置换术　适用于脱位时间较长,关节软骨面已软化,或肱骨头骨缺损大于 30%～40%的病例。由于人工关节置换术的进展,目前已很少采用单纯肱骨头切除术和肩融合术来治疗陈旧性肩关节脱位。

五、合并症

(一)肩袖损伤

前脱位时合并肩袖损伤较为多见。后脱位时较少发生。Pettersson 报告经关节造影证实有肩袖撕裂者高达 31.3%。Tijmes 报告损伤率为 28%,并指出随年龄增加,发生率有增加趋势。肩袖损伤时肩外展、外旋活动受限,疼痛。超声波检查及关节造影或关节镜、MR检查有助于诊断。症状明显时需行手术治疗。

(二)血管损伤

肩脱位可合并腋动脉、静脉或腋动脉分支的损伤。常见于老年人,血管硬化者。可发生于脱位时,或闭合复位时,也可发生于手术切开复位时,陈旧性脱位切开复位时,由于血管解剖位置移位和粘连,更易遭受损伤。血管造影可诊断损伤的部位。确定诊断后必须行手术治疗。多需行人造血管移植或大隐静脉移植修复。不宜采用血管结扎治疗,否则可造成上肢的功能性障碍甚至坏死。

(三)神经损伤

肩关节前脱位合并神经损伤比较常见。有的报告发生率为 10.5%～25%。最常见为腋神经损伤,其次为肩胛上神经、桡神经、肌皮神经。由于神经损伤多为牵拉伤,大多数病例在 4 个月内可恢复。神经损伤应早期诊断,密切观察,积极进行理疗。腋神经损伤完全恢复可迟至伤后 1 年。如果伤后 10 周仍无恢复迹象,则预后不好。

（四）肩关节复发脱位

复发性脱位是急性脱位的常见合并症。尤其多见于年轻患者。创伤性盂肱关节脱位后，使关节囊、盂唇软骨撕脱、肱骨头发生嵌压骨折，从而改变了关节的稳定性，形成了复发脱位的病理基础。

创伤性原始脱位复位后的制动时间及制动方式一般认为应根据患者不同年龄采用不同时间的制动，对损伤的软组织的修复、对恢复稳定性是有益的。

（五）肱二头肌腱滑脱

肱二头肌腱滑脱有时可成为阻碍肱骨头复位的因素，常需手术切开复位，修复肩横韧带。如果肩横韧带不能正常修复，可形成晚期复发性二头肌腱长头滑脱，肩关节屈伸、旋转活动时肱二头肌腱反复脱位与复位可造成弹响及疼痛，需行手术治疗。

（六）合并肩部骨折

1.大结节骨折　盂肱关节前脱位约有 15％～35％的病例合并有肱骨大结节骨折。绝大多数病例当脱位复位后，大结节骨块也得到复位。如肱骨头复位后，大结节仍有明显移位（大于 1cm），则会明显影响肩关节功能，应行手术复位，以螺钉或张力带钢丝固定。

2.小结节骨折　常在后脱位时发生，一般脱位复位后骨折也即复位，不需特殊处理。如骨块较大或复位不良时，需行手术复位固定。

3.肱骨头骨折　前脱位时头后侧与盂前缘相撞击可形成头的压缩骨折，称为 Hill-Sachs 损伤。有的报道新鲜前脱位的发生率为 27％～38％。但在复发性盂肱关节前脱位的病例中，头骨折的发生率可高至 64％～82％，肱骨头压缩骨折是肩脱位的合并症，同时又可成为复发脱位的因素。后脱位时可发生肱骨头前内侧的压缩骨折，可形成肩后方不稳，可行肩胛下肌腱及小结节移位治疗。

4.肩盂骨折　肱骨头脱位时可造成盂缘的压缩骨折、片状撕脱骨折，也可造成大块的肩盂骨折。压缩骨折可影响盂肱关节的稳定，形成复发脱位的因素。大块的肩盂骨折，如有移位，可影响肱骨头的稳定，应手术复位固定。

5.肩峰骨折　由肱骨头脱位撞击引起,当肱骨头脱位合并肩峰骨折时候,应复位以内固定物固定肩峰骨块,以防止肱骨头继发脱位。

肱骨头上移撞击肩峰造成骨折时,尚应考虑到夹于其间的肩袖也有可能被损伤,应及时诊断并给予治疗。

6.喙突骨折　前脱位合并喙突骨折少见,多因肱骨头撞击引起。一般移位不大,不需特殊处理。

7.外科颈骨折　肱骨头脱位合并外科颈骨折是少见的严重损伤。可见于外伤后,也可发生于复位治疗时。肩脱位合并外科颈骨折应与单纯外科颈骨折合并肱骨头假性脱位鉴别(见肱骨近端骨折)。肩脱位合并外科颈骨折多需切开复位。手术操作时应注意减少软组织剥离,尽力保留肱骨头的血循免受进一步损伤。

8.解剖颈骨折　是少见的严重损伤。只能依 X 线片与外科颈骨折合并脱位相鉴别。因肱骨头失去血循供应,易发生缺血坏死,治疗宜采用人工肱骨头置换术。

9.肩脱位合并肱骨干骨折　此种损伤组合较为少见。由于肱骨干骨折后局部的疼痛、肿胀畸形,掩盖了肩部的症状及畸形。因为容易造成肩脱位诊断的漏诊。肩关节脱位多可行闭合复位治疗。肱骨干骨折采用切开复位内固定,以利于早期开始肩关节功能锻炼。

第四章　下肢创伤

第一节　髋关节脱位

髋关节的结构相当稳定,只有强大的暴力才可引起脱位。髋关节脱位常合并髋臼、股骨头或股骨颈骨折,以及其他部位骨骼或重要器官损伤。

一、损伤机制

造成髋关节脱位的损伤暴力可作用于大转子部、屈曲的膝关节前方、膝关节伸直时的足部或骨盆后部,从而传导至髋关节。当髋关节处于屈曲内收位时,股骨头顶于髋臼后上缘,上述暴力使股骨头向后,或使骨盆由后向前,从而造成股骨头向后脱位,并可合并髋臼后缘或股骨头骨折。当髋关节处于过度外展位时,大转子顶端与髋臼上缘相撞形成支点,股骨头便冲破前方关节囊至闭孔或耻骨前方,形成前脱位。当下肢处于轻度外展位,膝部伸直足跟着地时,股骨头直接撞击髋臼底部,引起髋臼底部骨折,使股骨头内陷而向盆腔内移位,形成中央脱位。

二、诊断

有典型的外伤史,伤肢剧烈疼痛,活动严重受限。后脱位的患者患髋弹性固定在内收、内旋、屈曲位。前脱位的患者下肢处于外旋、外展、屈曲位。中心脱位的患者无特殊体位畸形,股骨头移位严重者下肢轻度短缩。

有时由于并发其他部位损伤如骨盆、脊柱、膝部损伤,可改变脱位后肢体的位置。因此需要详细观察 X 线片的表现,包括股骨头、髋臼的形状、Shenton 线、股骨干的位置、股骨头的大小等,以明确脱位类型和是否并发骨折。应注意检查排除坐骨神经损伤和同侧膝部损伤。复位后应再次摄片,以了解复位情况并再次明确是否合并骨折,必要时应加做 CT 检查。

三、分类

(一)髋关节后脱位

根据 Thompson 的分类法,可以分为 5 型:

1. Ⅰ型　单纯髋关节后脱位或伴有髋臼缘裂纹骨折。

2. Ⅱ型　后脱位伴有髋臼后唇单处骨折。

3. Ⅲ型　后脱位伴有髋臼后唇粉碎性骨折。

4. Ⅳ型　后脱位伴有髋臼后唇和髋臼底骨折。

5. Ⅴ型　后脱位伴股骨头骨折。

(二)髋关节前脱位

髋关节前脱位较少见,包括:

1. Ⅰ型　耻骨部脱位,可分为:

(1)ⅠA:单纯脱位,不伴有骨折。

(2)ⅠB:伴有股骨头骨折。

(3)ⅠC:伴有髋臼骨折。

2. Ⅱ型　闭孔部脱位,可分为:

(1)ⅡA:单纯脱位,不伴有骨折。

(2)ⅡB:伴有股骨头骨折。

（3）ⅡC：伴有髋臼骨折。

（三）髋关节中心脱位合并髋臼底部骨折

Camesale 根据髋臼的分离和移位程度分为 3 型：

1.Ⅰ型　　中央型脱位，但未影响髋臼的负重穹窿部。

2.Ⅱ型　　中央型脱位伴骨折，影响负重的穹窿部。

3.Ⅲ型　　髋臼有分离伴髋关节向后脱位。

四、治疗

（一）闭合复位

髋关节脱位后应争取在 6 小时内急诊复位。延迟复位将加重股骨头部血供障碍，增加股骨头缺血性坏死的可能。

闭合复位应在可使髋部肌肉有效松弛的麻醉下进行。常用 Allis 法，即屈髋 90°拔伸法。后脱位的患者，宜仰卧于地面或矮床上，助手双手固定骨盆，术者一手握住患者踝部，另一前臂屈肘套住腘窝，慢慢将患髋和膝屈曲至 90°，并顺股骨干纵轴向上方拔伸牵引，同时用握踝部的手下压患者小腿，以保持膝关节 90°屈曲位并有利于拔伸髋部。在牵引的同时，轻轻将股骨头旋转摇晃，听到弹响声后伸直患肢，即可复位。如在保持拔伸的同时，先使伤髋内收、内旋、极度屈曲，然后外展、外旋、伸直，也有利于复位，称为 Bigelow 法。赤松功也的背提法可能更为方便，主要用于常见的后脱位病例。

对于无多发伤的患者也可采用 Stimson 重力变位法。

前脱位的患者，也取仰卧位，助手固定骨盆，另一助手在屈髋屈膝 90°时做患肢外旋外展拔伸牵引，术者双手抱住大腿根部向外扳拉，同时在牵引下内收患肢，感到股骨头弹入髋臼时即已复位。

髋关节中心脱位的患者可做股骨髁上牵引，牵引重量 12kg 左右。另于大腿根部缚以帆布带，向外侧牵引，重量 2～4kg。

1.固定牵引。

2.背提双下肢复位。

(二)切开复位和骨折固定

1.后脱位　手法复位失败、合并髋臼骨折的Ⅱ、Ⅲ、Ⅳ型患者以及合并坐骨神经损伤的患者,可行切开复位。合并股骨头骨折的患者,参照本章第五节进行处理。

2.前脱位　髋关节前脱位通常可用手法整复,当有软组织或碎骨片嵌入时可行切开复位。合并骨折的患者也需切开复位和骨折内固定。

3.中心性脱位　用闭合方法常不能达到良好的复位。但切开整复创伤较大,且较困难,应由有经验的医师施行。伴有同侧股骨干骨折者也应做切开复位。

五、并发症

1.坐骨神经损伤　坐骨神经从坐骨大孔处出骨盆并经过髋关节后方下行,髋关节后脱位或大块的髋臼后唇骨折时,容易牵拉或压迫坐骨神经。坐骨神经损伤多影响其腓侧部分,可出现足下垂、趾背伸无力和足背外侧感觉障碍等征象。脱位和骨折整复后,即解除对坐骨神经的牵拉或压迫,神经功能有可能逐渐恢复。伴有坐骨神经损伤的脱位必须急诊复位,对神经的持久拉伸或压迫将影响神经功能恢复的程度。

2.股骨头缺血性坏死　髋关节脱位可损害股骨头血供,延迟复位更会加重血循障碍,而导致股骨头缺血性坏死。股骨头坏死的发病率文献报道不一致,一般为10%～20%。股骨头坏死塌陷,并引起明显疼痛和功能障碍时,可行全髋关节置换术。

3.创伤性关节炎　创伤性关节炎是髋关节脱位最常见的晚期并发症,并发股骨头或髋臼骨折的病例发病率更高。症状严重的患者可做全髋关节置换术。

第二节 股骨转子间骨折

股骨转子间骨折是指股骨颈基底以下、小转子下缘水平以上部位的骨折,是老年人的常见损伤,患者平均年龄较股骨颈骨折高。老年人的转子间骨折常在骨质疏松基础上发生,股骨上端的结构变化对骨折的发生与骨折的固定有较大影响。转子部血运丰富,骨折时出血多,但愈合好,很少有骨不连发生。

一、损伤机制

身体失去平衡而跌倒时,负重侧下肢将承受过度外旋、内旋或内翻的传导暴力,或于跌地时大转子直接受力而导致股骨转子间骨折。老年人的股骨上端因骨质疏松而力学强度下降,骨折危险性明显增加。转子部受到内翻及向前成角的复合应力时,往往在小转子部形成高应力区,导致小转子或包括股骨距的蝶形骨折,或该部的压缩骨折——骨折近端嵌入远端,而将远骨折片内侧松质骨压缩,复位后可在远骨折端留下三角形骨缺损。小转子区的蝶形或嵌插骨折,均可显著减弱股骨后内侧支柱的稳定性,复位后有明显的髋内翻倾向。

二、诊断

老年人跌倒后髋部疼痛,不能站立或行走。局部肿胀压痛,伤肢外旋一般较股骨颈骨折明显,可伴短缩内收畸形。由于系囊外骨折且局部血供较丰富,伤后出血较多,加以患者多是老年人,应注意发生创伤性休克的可能。

三、分类

(一)Evans 分类法

1.第一大类　指骨折线从股骨大粗隆的外上方斜向内下方(小粗隆)。该类又分为以下 4 型：

(1)第Ⅰ型：指通过大小粗隆之间的裂缝骨折，或骨折间移位不超过 3mm 者。此型不仅稳定，且愈合快、预后好。

(2)第Ⅱ型：指大粗隆上方开口，而小粗隆处无嵌顿或稍许嵌顿(不超过 5mm)者，伴有轻度髋内翻畸形。此型经牵引后易达到解剖对位，且骨折端稳定、预后好。

(3)第Ⅲ型：于小粗隆部有明显嵌顿，多为近侧断端内侧缘嵌插至远侧端松质骨内。不仅髋内翻畸形明显，牵出后，被嵌顿处残留骨缺损，以致很容易再次髋内翻，甚至持续牵引达 4 个月以上，也仍然无法消除这一缺损。因此属于不稳定型。此种特点在临床上常不被初学者所注意。

(4)第Ⅳ型：指粉碎性骨折，与前者同样属于不稳定型骨折，主要问题是因小粗隆部骨皮质碎裂、缺损或嵌入等而易继发髋内翻畸形。因此，在治疗上问题较多。

2.第二大类　指骨折线由内上方(小粗隆处)斜向外下方(股骨干上端)，实际上是粗隆下骨折，易引起变位。主要是近侧端外展、外旋及前屈，而远侧端短缩及内收，这类骨折多需手术治疗。本型又可分为两型，即单纯型与粉碎性骨折。

(二)改良 Boyd 分类法

1.Ⅰ型　无移位骨折，稳定。

2.Ⅱ型　有移位，伴小转子小块骨折，近骨折段内翻，稳定。

3.Ⅲ型　有移位，伴后内侧粉碎性骨折和大转子骨折，近骨折段内翻，不稳定。

4.Ⅳ型　转子间及后内侧皮质粉碎骨折,伴转子下骨折,不稳定。

Ⅰ、Ⅱ型骨折的后内侧支柱和股骨距保持较好的整体性,骨折面整复对合后能够支撑股骨上端的偏心载荷而不易发生塌陷。Ⅲ、Ⅳ型骨折后,转子部后内侧支持结构失去完整性,受载时骨折端内后侧易塌陷而内翻。

四、治疗

(一)Evans 第一类骨折

治疗的基本要求是充分纠正和防止内翻移位。稳定的转子间骨折可采用牵引治疗。但老年患者可因长期卧床引起较多并发症,甚至导致死亡。因此,许多学者建议即使骨折稳定也应采用内固定,使患者能早期坐起和下床活动。不稳定的转子间骨折特别是后内侧支撑结构有严重损伤时,牵引治疗常难以防止髋内翻畸形,应选用较可靠的内固定治疗。

稳定的 EvanⅠ型骨折,或 BoydⅠ、Ⅱ型骨折,若做内固定治疗可考虑较简单的经皮三枚螺纹钉内固定。方法详见第四节股骨颈骨折,但螺纹钉应更加倾斜,最下一枚螺纹钉仍应紧靠股骨距和股骨颈内侧皮质、或采用"V"形钉强斜度固定。手术创伤很小,尤其是前者,进钉的戳孔无需缝合,手术次日患者可坐起,2～3 周后可用双拐下床做不负重活动。

不稳定的 EvanⅠ型骨折,或 BoydⅢ、Ⅳ型骨折,应选用更加坚强的内固定,主要有以下两类。

1.钉-板类　以动力性髋关节螺钉(DHS)为代表。

动力性髋关节螺钉是专门为股骨转子间骨折设计的内固定装置。贯穿骨折段的螺钉与安放在股骨上段外侧的钢板籍套筒相连,加上股骨头上的载荷可分解为促使近骨折段内翻和沿螺钉轴线下压的两个分力,钉-板的特殊连接方式可有效地抵抗内翻分力而保留使骨折线加压的轴向分力,从而保持骨折部的稳定性。理想的螺钉位置应在拉力骨小梁和压力骨小梁的交界处和股骨头的中心,并偏向股骨颈的内侧。如局部有严重骨质疏松,螺钉易于失稳而导致内固定失败。

2.髓内固定装置　如 Ender 钉、Gamma 钉、PFN 钉、PFNA 钉等。

髓内固定装置的主要优点是降低了弯曲力臂的长度,因而降低了作用于固定装置上的弯矩,提高了装置的稳定性。

(1)Ender 钉:Ender 钉需在 X 线片透视指引下,将几枚(一般为 3 枚)可弯曲成弧形的钢针从股骨内髁打入髓腔,穿过骨折线到达股骨头部。优点为不需切开骨折部、创伤小、操作比较简便、手术时间短。但 Ender 钉控制旋转的能力不完全可靠。

(2)Gamma 钉:Gamma 钉是由 Zickel 钉演化而来。它由一根近侧粗、远侧细的髓内针和一枚通过髓内针插入股骨颈部的拉力螺钉组成。根据髓内针远端有无交锁螺钉,又可分为动力型和静力型。Gamma 钉控制旋转的能力比较强。

(3)PFN 钉:PFN 钉是由国际内固定研究学会(AOIASIF)设计的,其具备 Gamma 钉力臂短,弯矩小及动力加压的优点,同时还增加了防旋的髋螺钉,颈内双钉承重,增加了防旋、抗拉、抗压能力,远端的凹槽设计减少了应力集中造成的再骨折。但对于严重骨质疏松患者,愈合过程中可能出现髋内翻,承重的拉力钉可能出现退钉,防旋钉也可能切割入关节腔。因此在手术时需要获得更好的复位,对两枚螺钉的位置分布也有很高的要求。

(4)PFNA 钉:PFNA 钉是在 PFN 基础上改进而来的,主钉顶端 6° 的外翻弧度使主钉可以顺利插入髓腔,近端部分由螺旋刀片替代了传统的拉力螺钉,可同时达到抗旋和稳定支撑的作用。近年来,推出的二代 PFNA 则更适合亚洲人股骨近端解剖特点。

(二)Evans 第二类骨折

远骨折片有向上内移位的强烈倾向,牵引或一般的钢钉固定均较难控制。如患者全身情况允许,以切开复位内固定为宜。

术前可先做胫骨结节牵引,全身情况稳定后尽早手术。内固定可选择钉-板固定(包括各种角钢板)、Zickel钉固定或长短2枚相对重叠的梅花形髓内钉固定。后者安放较简易,可在显露骨折线后先向近骨折段逆行击入一枚较长的梅花形髓内针,然后整复骨折,将上述髓内针向远骨折段顺行击入。再用一枚较短的梅花形髓内针与第一枚髓内针对合后击入以充满股骨近段髓腔。术后可做皮肤牵引或穿用"⊥"形鞋,以防止肢体旋转。3～6周后持双拐下地做不负重活动。

五、并发症

1.全身并发症　伤后应注意防止创伤性休克,老年患者应加强预防肺炎、压疮、尿路感染等因长期卧床所致的并发症。如手术治疗,术后应尽早坐起和下床做不负重锻炼。

2.局部并发症　转子间骨折很少发生骨不连,但髋内翻畸形的发病率很高。如果内固定欠坚固,不稳定型转子间骨折再移位的可能也较大,因此应重视内固定的选择。一旦发生较严重的髋内翻畸形且明显影响行走功能时,需考虑截骨矫正手术。

第三节　股骨干骨折

股骨干骨折是临床上常见骨折之一,约占全身骨折6%,男多于女,呈2.8∶1。多发生于20～40岁的青壮年,其次为10岁以下的儿童。股骨是体内最长、最大的骨骼,且是下肢主要负重骨之一,如果治疗不当,骨折可引起长期的功能障碍及严重的残疾。股骨骨折治疗必须遵循恢复肢体的力线及长度,无旋转,尽量保护骨折局部血运,促进愈合;采用生物学固定方法及早期进行康复的原则。目前有多种治疗股骨干骨折的方法,骨科医师必须了解每一种方法的优缺点及适应证,为每位患者选择恰当的治疗。骨折的部位和类型、骨折粉碎的程度、病人的年龄、病人的社会和经济要求、以及其他因素均可影响治疗方法的选择。

股骨干骨折应包括小转子下5cm的转子下骨折,骨干骨折及股骨髁上部位的骨折,此3个组成部分的解剖及生物力学特点各有不同,诊断治疗前,应考虑到各个部位的解剖特点。股骨是人体中最长的管状骨。骨干由骨皮质构成,表面光滑,后方有一股骨粗线,是骨折切开复位对位的标志。股骨干呈轻度向前外侧突的弧形弯曲,其髓腔略呈圆形,上、中1/3的内径大体一致,以中上1/3交界处最窄。股骨干为三组肌肉所包围,其中伸肌群最大,由股神经支配;屈肌群次之,由坐骨神经支配;内收肌群最小,由闭孔神经支配。由于大腿的肌肉发达,股骨干直径相对较小,故除不完全性骨折外,骨折后多有错位及重叠。股骨干周围的外展肌群,与其他肌群相比其肌力稍弱,外展肌群位于臀部附着在大转子上,由于内收肌的作用,骨折远端常有向内收移位的倾向,已对位的骨折,常有向外弓的倾向,这种移位和成角倾向,在骨折治疗中应注意纠正和防止。否则内固定的髓内钉、钢板可以被折弯、折断,螺丝钉可以被拔出。股动、静脉在股骨上、中1/3骨折时,由于有肌肉相隔不易被损伤。而在其下1/3骨折时,由于血管位于骨折的后方,而且骨折断端常向后成角,故易刺伤该处的动、静脉。

一、发病机制

股骨干骨折多为高能创伤所致,如撞击、挤压、高处跌落。另一部分骨折由间接暴力所致,如杠杆作用、扭转作用等。前者多引起横断或粉碎性骨折,常合并多系统损伤,后者多引起斜面或螺旋形骨折。儿童的股骨干骨折可能为不全或青枝骨折。

股骨干上1/3骨折时,骨折近段因受髂腰肌,臀中、小肌及外旋肌的作用,而产生屈曲、外展及外旋移位;远骨折段则向后上、内移位。

股骨干下1/3骨折时,由于膝后方关节囊及腓肠肌的牵拉,骨折远端多向后倾斜,有压迫或损伤动、静脉和胫、腓总神经的危险,而骨折近端内收向前移位。

二、分类

根据骨折的形状可分为：

Ⅰ型：横行骨折，大多数由直接暴力引起，骨折线为横行。

Ⅱ型：斜形骨折，多由间接暴力所引起，骨折线呈斜行。

Ⅲ型：螺旋形骨折，多由强大的旋转暴力所致，骨折线呈螺旋状。

Ⅳ型：粉碎性骨折，骨折片在3块以上者（包括蝶形的）。

Ⅴ型：青枝骨折，断端没有完全断离，多见于儿童。因骨膜厚，骨质韧性较大，伤时未全断。

Winquist 将粉碎性骨折按骨折粉碎的程度分为4型：

Ⅰ型：小蝶形骨片，对骨折稳定性无影响。

Ⅱ型：较大碎骨片，但骨折的近、远端仍保持50%以上皮质接触。

Ⅲ型：较大碎骨片，骨折的近、远端少于50%接触。

Ⅳ型：节段性粉碎骨折，骨折的近、远端无接触。

最严重的粉碎或节段型骨折也可分为3种类型：①为单一中间节段骨折。②短的粉碎节段骨折。③为长节段多骨折块的粉碎骨折。节段骨折意味着节段骨折块区有中度缺血，为不稳定骨折，内固定治疗更为复杂。

从治疗观点来看，分类上最有意义的是骨折的部位。在中段骨折，骨的直径相对一致，容易用髓内钉固定，同样也适合于牵引治疗。由于有肌肉包绕及软组织合页的作用易于维持骨折甚至粉碎骨折的稳定。而股骨远近端较宽，皮质结构较差，并有可造成畸形的肌肉附着即造成内固定和牵引维持位置的困难。

三、临床表现及诊断

一般有受伤史,受伤肢体剧痛,活动障碍,局部畸形肿胀压痛,有异常活动。结合 X 线片一般诊断并不困难。特别要注意以下几点:①股骨骨折常出血量较大。闭合性骨折据估计约在 1000～1500ml,开放性骨折则更多,由于失血量较大及骨折后的剧烈疼痛,须注意发生创伤性休克的可能。②股骨干骨折病人局部往往形成较大血肿,且髓腔开放,周围静脉破裂。在搬运过程中常又未能很好制动,髓内脂肪很易进入破裂的静脉,因而在股骨干骨折的病人,应注意脂肪栓塞综合征的发生。③由交通伤等强大暴力导致股骨干骨折的病人,在做出股骨干骨折诊断之后,应注意有无其他部位的损伤,尤其是在髋关节部位,须排除髋关节骨折脱位,股骨颈及转子间骨折。因在有股骨干骨折情况下,髋部损伤常失去典型畸形。X 线应包括上下髋膝关节。④常规的远端血运及运动检查排除神经血管的损伤。在股骨髁上骨折时应注意股动脉损伤的可能。有时骨折本身并没有引起神经损伤,但如伤后肢体处于外旋位,腓骨头最易受压,常可发生腓总神经麻痹。⑤由挤压伤所致股骨干骨折,有引起挤压综合征的可能性。

四、治疗

(一)石膏固定

成人股骨干骨折很少能够手法复位并用石膏固定。股骨干周围有强大的肌群包绕,能在骨折块部位产生成角应力。因而,成人股骨骨折早期石膏固定后,常导致移位、成角及不能接受的位置;这与其在较小儿童中的应用不同。

Connolly 等、Sarmieto、Mooney 等和其他学者推广了股骨干骨折的股骨管型支具治疗。该方法的确消除了石膏固定的许多缺点,可更早地活动、减少了并发症;获得较好的功能结果及较高的愈合率;但仍存在肢体短缩和成角畸形等问题。

Scudese 介绍穿针石膏技术治疗股骨骨折,53 例股骨干骨折采用经皮螺纹针联合管型石膏固定治疗,病人早期负重。全部骨折均获得愈合,并保留了较好的膝关节功能。由于现在有更好的内、外固定方法可以利用,这种固定方式很少得到运用。当一些老年患者不能进行内固定或不能耐受骨牵引时。穿针石膏技术可以是一个选择。

(二)骨牵引疗法

骨牵引方法常用于股骨干骨折其他终极治疗的前期阶段,单独牵引治疗由于需长期卧床,住院时间长,并发症多,目前已逐渐少用。

牵引的要求与注意事项:①将患肢放置于带副架的托马架上或波朗架上,以利膝关节活动及控制远端旋转。②经常测量下肢长度及骨折的轴线。③复位要求无重叠,无成角,横行移位不大于1/2 直径,无旋转移位。治疗期间功能锻炼:从第 2 天开始练习股四头肌收缩及踝关节背伸活动;第 2 周开始练习抬臀;第 3 周两手吊杆,健足踩在床上,收腹,抬臀,使身体大、小腿成一直线,加大髋膝活动范围;从第 4 周开始可扶双拐行走,直至 X 线片检查骨折愈合为止。

(三)外固定器固定

大部分开放性股骨干骨折,特别是对于大面积污染的骨折,采用外固定器是确实有效的治疗方法。伤口覆盖后,早期(2 周内)将外固定器换成髓内固定可减少感染的发生率。另外在一些骨折不稳定的、严重多发伤的病人,特别是存在失血性休克的患者,外固定器固定可以迅速的临时固定。外固定可一直维持到骨折愈合,但这与髓内钉比较常导致膝关节活动范围减少。常用 6 针单平面单侧或多平面单侧外固定架,均放在大腿外侧。若单用外固定治疗,每隔 3~4 周摄 X 线片,一般在 3~6 个月内可达到骨折愈合,如发生迟缓愈合,可暂时去除骨外固定器的连接杆行植骨术。外固定架的最常见并发症是钉道感染,轻度感染可加强局部护理和口服抗生素,严重感染时,针可在骨内松动,须取出后重新在附近部位穿针固定。

（四）手术治疗

近年来，由于内固定器械的改进，手术技术的提高以及人们对骨折治疗观念的改变，股骨干骨折现多趋于手术治疗。成人长骨干骨折的治疗，包括股骨的治疗，在 20 世纪 90 年代，治疗理论从 AO 坚强内固定，向 BO 生物学接骨术转变，虽然对生物学接骨术的内容还无统一认识，但原则是尽量使骨折愈合按照骨折后生物自然愈合过程来进行，骨外膜和软组织在骨折愈合过程中起主要作用，骨髓内血供也是重要因素，因此生物学接骨术的涵义应当包括不剥离或尽少剥离骨外膜，不扩髓，尽量采用髓内固定，以容许骨折上下关节早日活动，提高骨折愈合率。

1.钢板螺丝钉固定　对于股骨干粉碎性骨折，骨折块间加压及钢板螺钉固定可获得非常精确的复位。这种治疗允许早期活动，并可获得较好的功能。这种手术不需要骨科手术床及 X 线影像增强器。对于儿童股骨骨折由于髓内钉固定会影响骨骺而应采用钢板固定，其他不适应髓内固定患者均可使用钢板螺丝钉固定。

自 60 年代以来，瑞士 AO 学组的外科医生一直在使用钢板内固定治疗股骨干骨折。他们的方法具有很多的支持者。但是股骨骨折是否适合钢板内固定仍有一定争议。Ruedi 和 Luscher（1979 年）对 123 例病人的 131 侧股骨粉碎性骨折采用 AO 钢板内固定。他们报告其中92％功能结果良好或非常好。Magerl 等（1979 年）报告 63 例 67 侧股骨干骨折钢板固定的治疗结果，出现过多的并发症，这包括 7 例钢板折弯和折断，2 例再骨折，2 例深部感染。Cheng 等对 32 例股骨干骨折进行了 3 年随访，其中 6％为 GustiloI 级开放性骨折，结果发现植入物失败率为 6％，再骨折率为 3％，骨折不愈合率为 3％。Ruedi 和 lascher 建议常规在内侧植骨，他们注意到如果未能达到坚强的内固定和骨折块间加压等手术目的，其并发症就很多；如果成功地达到了上述目的，则并发症很少。在最近的钢板治疗股骨干骨折的临床研究中，Thompson

等报告了 77 例骨折 3 年的随访结果,其中 12% 为 Gustilo Ⅰ 级开放性骨折。植入物失败率为 7%,8% 需再手术,8% 需继续管型石膏固定或牵引。对小于 60 岁的股骨干骨折病人,他们认为钢板固定是最佳治疗方法,并建议如未能达到坚强的内固定则应植骨。Mast 和其他学者建议在钢板固定粉碎性股骨干骨折时,对中间骨折块采用间接复位,保留软组织在骨的附着,特别是内侧的附着,最后进行加压。他们在钢板固定股骨干粉碎性骨折时,保留了内侧软组织的附着,虽未行内侧植骨,仍获得了极佳的治疗效果。钢板固定治疗股骨干骨折需要经验和判断,这种方法的滥用将会产生比其他方法更差的结果。

钢板固定应遵循 AO 技术原则,选择动力加压钢板,以不同角度拧入螺钉,在有蝶形骨块情况下,应以拉力螺钉方式固定。钢板应放置在张力侧,也即在股骨的外后侧。每一个主要骨折块须固定 8～10 个皮质,以达到足够的稳定。在钢板对侧有骨缺损,必须植骨。伤口内应放置引流。术后 4 周,足趾着地,部分负重,根据耐受情况逐步增加负重,直至完全负重,钢板不应在 18 个月以前取出;取出钢板后 3～4 个月避免过度负重,4～6 个月不参加体育活动。

目前 AO 固定原则,四肢长骨干治疗中不再强调骨折解剖复位和绝对坚强内固定,目前比较重视生物学的接骨板固定方法,如 LOP(锁定加压接骨板),手术方法也逐渐改进。钢板固定保留了骨内膜的血供,但钢板下的骨皮质则失去生机。AO 学组发明了新型低接触型动力加压钢板,这种钢板有一个弧形的内面,能更多地保留骨膜的血供,这些钢板的临床经验仍仅是初步的。

2.髓内钉固定　髓内钉的发展从梅花髓内钉、扩髓髓内钉,到不扩髓髓内钉,现在的髓内扩张自锁钉,内固定的设计要求更符合生物学接骨术的原则。

梅花型髓内钉为 20 世纪 40 年代出现的,亦有称之 Kuntcher 髓内钉,由于其固定作用来自髓内钉与髓内腔壁紧相嵌所产生摩擦力,从而控制骨折端旋转和剪力,因此对于髓腔峡部的横折、短斜行或短螺旋形骨折最为适合,而峡部的粉碎性、长斜行及长螺旋形骨折,以及髓腔较宽的远 1/3 骨折,则非梅花钉所胜任的。

现在这些类型的骨折已采用改良的髓内器械——交锁髓内钉治疗。交锁髓内钉具有一定弧度,以适应股骨干前弓结构,远近端都有锁孔。配套器械为打入器及锁钉导向器,用于髓内钉打入,并确保锁钉能顺利通过锁孔。交锁髓内钉固定骨折处于骨干的中轴线上,通过横穿的锁钉使之与长骨形成一个整体,力臂从骨折延伸到骨干两端,具有很大稳定性,可闭合穿钉对骨折部位干扰小。交锁髓内钉取出手术也较钢板的损伤小,同时交锁髓内钉亦克服普通髓内钉手术适用证窄,扩大到粉碎性骨折、多段骨折、骨缺损等。

交锁髓内钉面世以来经过了数代的改良:标准带孔髓内钉通过横行和(或)斜行贯穿拧入锁钉螺钉以控制近端和远端的主要骨折段。改良的第一代交锁钉,如 Grosse-Kempf 钉,近端有一个管状部分用以增进和近端螺钉交锁。Russell-Taylor 交锁髓内钉属于第二代交锁钉,其型号标准与精细的三叶状横切面密切相关。较小直径的髓内钉(三角钉),随着直径减小而壁的厚度逐渐增加,在锁孔平面横切面改变为圆三角形可达到最大的切面模量,这样增加了内植物的抗疲劳寿命。不仅如此,每个孔最终都经过了冷膨胀处理,这大约可使张力强度增加 35%。由于交锁髓内钉在功能上属于均分负荷型器械,这些改良在增加强度和疲劳极限方面非常重要。最新设计的第三代股骨髓内钉是由钛合金制造,包括空心 AM 股骨钉和实心 AO 不扩髓股骨钉。制造股骨髓内钉的材料究竟是不锈钢还是钛合金更好,对此仍有不同观点。

交锁髓内钉远、近端的锁钉具有防治短缩和旋转作用,这种固定方式亦称之为静力固定,对于横形及短斜形股骨骨折只固定远端或近端,另一端不固定,骨折端可以沿髓内钉产生微动及纵向压力,形成嵌插和利于骨折愈合,从而形成动力固定。有些骨折的早期需静力固定,但骨折愈合到一定程度后,可先拔出一端锁钉,改为动力固定。

交锁髓内钉治疗股骨骨折,已广泛用于临床并取得满意的效果,由于其结构特点,仍存在应力集中,近4%患者发生锁钉或髓钉断裂,另外术中需要X线透视机等设备,为克服以上不足,李健民设计髓内扩张自锁钉,使股骨骨折治疗变坚强内固定为生物学固定,简化了治疗。髓内扩张自锁钉结构特点:由外钉及内钉两部分组成,外钉为一直径9mm不锈钢钉,钉的两侧为"燕尾"形"轨道",下端两侧为15°~20°坡形滑道,以便髓内钉插入后,其下端两翼向两侧张开。钉体前后有浅槽,具有股骨平均解剖弯曲的弧度。其横截面为卷翼"工"字梁形。内钉截面为等腰三角形,其上端沿三角形高的方向增宽成宽刃状,其下端制扁平1.6mm之矩形截面,形成向两侧扩张之两翼,该结构构成两对称,其上端连接有供打入、拔出螺纹。内钉插入外钉后,其上端为嵌于股骨上端松质骨之宽刃(约3mm),中部内钉侧刃凸出外钉约1mm、1.5mm、2mm不等,以适应不同的髓腔宽度,并嵌于髓腔狭窄部及股骨上下端的松质骨内,其下端扁平两翼沿外钉坡道伸出,插入股骨髁中,主要是控制骨折部位的旋转移位,并将扭矩分散,避免应力集中。髓内扩张自锁钉固定机制及生物力测试结果:髓内扩张自锁钉是一个多钉固定系统,其中外钉有较强的刚度,内钉韧性好,含有侧刃,外钉直径较小,靠与侧刃宽度不等的内钉组合来适不同髓腔宽度,并与髓腔内壁相嵌,并切入管状骨端松质骨中,与内钉下部分分开的双翼共同抵抗扭转,与带锁钉的横钉相比,扭矩分散,无应用集中现象。内、外钉体组合一起,其抗弯强度与较粗髓内钉相当,靠主钉顶部防短缩螺帽与内钉下部分开的交叉翼结合,有良好的防短缩功能。髓内扩张自锁钉临床应用,骨折愈合率90.9%,内固定失败率2.1%,肢体功能恢复率97.7%。此方法优点:骨外膜损伤小,闭合穿钉则不切骨外膜或开放复位少破坏骨外膜;不扩髓:骨髓腔有较长范围的接触固定:无骨端锁钉,应力不集中,内外钉之间有一定弹性,抗折弯,抗扭转应力大,有中等抗短缩能力,还符合骨折端的生理压力,比较符合生物学固定。

髓内扩张自锁钉仍有待大量临床验证。目前临床运用的主流仍是交锁髓内钉,收到了较好的临床结果,但是仍有一些未定论的问题。

（1）闭合和开放穿钉的问题：闭合穿钉有利于减少感染和提高愈合率，有关报告中闭合性股骨骨折切开穿钉的感染率接近10％，但闭合性骨折闭合穿钉的感染率则不超过1％；开放性股骨骨折采用闭合扩髓穿钉的感染率为2％～5％。缺点是闭合穿钉要求技术较高，手术者接触X线较大，当闭合穿钉有困难时，可做小切口，尽量少剥离软组织，用骨膜起子撬拔复位，顺入导钉，不少报道认为，这种小切口复位方法，结果与闭合髓内钉效果相仿。

（2）扩髓和不扩髓的问题：应用髓腔挫扩大髓腔，有利于使用较粗的髓内钉，可增加钉与髓腔壁的接触面，从而加强骨折稳定性，避免髓内钉疲劳断裂，有利于早期锻炼负重。但是Pratt等的研究结果显示：成人股骨扩髓后，当髓腔扩大至12mm时，其抗扭转强度将减少37％，而当髓腔扩大至15mm，抗扭转强度将减少63％。髓腔扩大至12mm抗旋转强度如此大幅度的降低，难以用去除这样少量的骨质来解释；他们推测可能是扩髓过程中骨质产生了微小损害。他们注意到当峡部扩髓至股骨直径的48％时，其强度明显减少（65％），同时也认为扩髓延长了手术时间、增加了失血量、加重骨折的粉碎和蔓延效应。在对骨愈合的影响方面，支持扩髓的学者认为扩髓时破坏的髓内血供能迅速的重建，扩髓挫下的骨屑可以促进骨愈合，临床也能看到扩髓后的骨折端骨痂更丰富。不支持扩髓的学者则认为扩髓破坏的髓内血供，增加感染机会，特别是开放固定时，挫下的骨屑也会丢失，不利骨折愈合。一些研究认为扩大髓腔可增加脂肪栓塞的风险，Wenda等发现在扩髓的时候，可在右心房见到"暴风雪样"栓子，尽管如此，多年来，一直认为扩髓髓内钉是一种安全的手术，这些骨髓栓子的临床意义尚不清楚。

由于扩髓可能产生不利影响，不扩髓髓内钉逐渐受到重视。支持不扩髓髓内钉的医生称不扩髓可以保留髓内血供，减少骨不愈合机会，并能减少感染机会。但由于不扩髓，使用的髓内钉直径相对较小，可能导致增加内固定折断风险及骨折固定不够稳定的问题。目前为止，临床研究显示不扩髓髓内钉只是取得和扩髓髓内钉相似的临床疗效，尚没有足够证据显示不扩髓髓内钉优于扩髓髓内钉。

(3)是否动力化的问题：骨干骨折除非有很好的稳定性，一般均使用交锁髓内钉为好。不稳定性骨折用动力性或无锁髓内钉固定后的并发症包括肢体短缩（平均 2cm）和旋转对线不良，常需再手术。为了证实静态交锁钉固定的愈合情况，防止非交锁钉固定不稳定性骨折的并发症，Brumback 等对 100 例股骨骨折前瞻性地全都采用静态交锁的Russel-Taylor 钉治疗，并不考虑骨折粉碎程度。所有骨折都愈合，仅 2例需动力化以促进骨折愈合。随后，Brumback 等继续报告指出：去除静态交锁钉及螺钉后没有发生再骨折；静态交锁只会产生很小的应力遮挡，经过干骺端的残余螺钉孔并没有明显的应力增加。

(4)开放性和闭合性骨折手术的最佳时机问题：关于髓内钉治疗开放性及闭合性骨折的最佳时机仍有争论。争论主要集中在骨愈合和感染率上。根据 Lam 的观点，股骨干骨折延迟至伤后 1～2 周再行切开复位内固定，骨折不愈合率明显减低。这是因为：①术前骨折部位的血肿已经机化。②皮肤和软组织的损伤已愈合。③手术创伤之前骨折部位的血运已增加。然而，Bone、Behrman、Fabian、Kudsk 和 Taylor 等证明股骨骨折 24h 内固定比延迟至 48h 之后可明显降低并发症的发生率；多发伤病人并发症的发生率差异尤为明显。以往认为必须延迟插钉以防止感染，但最近的有关报告指出，开放性股骨骨折即刻插钉并不明显增加感染的危险性。目前资料支持对大部分股骨骨折应早期（伤后 24h 之内）采用髓内钉治疗。

(5)髓内钉粗细的选择：Bogu 等最近回顾比较了小直径髓内钉（10～11mm）和大直径髓内钉（超过 11mm）治疗 99 例股骨骨折的结果。两组之间在骨折愈合时间、允许完全负重时间、需第二次手术的机会、肺部并发症等方面没有明显的差异，无 1 例发生髓内钉折断。作者认为小直径髓内钉可以安全地用于股骨骨折的固定。

(6)顺行和逆行穿钉的选择：对于病态性肥胖者、同侧股骨颈和股骨干骨折、同侧股骨和胫骨骨折（浮膝损伤）、以及多发性创伤等，最近提倡采用逆行髓内钉固定治疗。Sanders 和 Gregory 等均报告了通过股骨内髁入口插入股骨钉在技术上存在问题。目前建议采用髁间切迹入口插钉。Moed 和 Watson 报告 22 例股骨骨折应用不扩髓的逆行髓内钉固定，无感染或内固定物折断的情况发生，但有 3 例骨折不愈合(13.6％)和 1 例旋转对线不良(4.5％)，除 1 例并发膝关节脱位外，其余膝关节活动范围均达到正常。Herscovici 和 Whiteman 报告逆行股骨钉治疗 45 例股骨骨折，无感染发生，2 例骨折不愈合(2.2％)，2 例旋转对线不良(4.4％)，1 例膝部皮肤缺损，膝关节平均屈曲范围为 12％。近来，Ricci 等对 293 例股骨干骨折用顺行和逆行股骨钉治疗进行比较，两组的愈合率、延迟愈合率和畸形愈合率接近，顺行组出现髋痛者较多，占 9％，而逆行插钉组出现膝前痛者较多，占 36％。

(五)并发症

1.钢板疲劳弯曲折断及松动　若骨折的类型是粉碎或有骨缺损时，在骨折粉碎或缺损区必须早期植骨，以获得因骨愈合而得到骨性支撑，防止钢板应力集中而发生疲劳弯曲和折断。Rozbtuch 1998 年报道钢板治疗股骨干骨折，内固定失败率(钢板或螺丝钉断裂、弯曲)为 11％，内固定物松弛(螺钉失去术后原位置及发生松动)约为 5％，失败原因及预防措施如下：

(1)适应证选择不当：首先是患者本身情况，在骨折部骨质疏松情况下，不应选用普通钢板内固定，可选用锁定钢板。其次考虑到目前常用 AO 技术的局限性，在高能量损伤导致骨折，AO 的核心技术-折块间加压固定却难以达到预期作用。应从既往较单一生物力学着眼，转变为生物学为主，更加强调保护局部血运，应用锁定钢板进行桥接固定，尽量微创，不损伤骨折端血运。对具体骨折缺乏分析，不考虑条件，例如对蝶形骨折，仍以加压钢板固定。其实此类骨折应按支撑固定原则，选用中和(平衡)钢板进行非加压固定。另外严重粉碎骨折，严重开放骨折也往往没有条件或不宜采用加压钢板固定。

（2）方法错误：违反钢板技术的应用原则：

钢板张力侧固定原则：从生物力学角度分析，肢体于负重时或承受载荷时，骨干某一侧承受的应力为张应力，是张力侧。如承受肢的股骨干，因在单肢负重时，身体重力必将落于该肢的内侧，因此股骨干的外侧（严格地说，因股骨颈有前倾角，应为后外侧），股骨干骨折用钢板固定时应置于外侧，错置于前侧者钢板极易失败。

钢板对侧骨结构的解剖学稳定原则：钢板固定既来自钢板本身性能和固定技术，同时也必须恢复骨折部骨骼稳定性，即"骨骼连续性和力学的完整性"，因此每当钢板固定之对侧存在缺损时，如粉碎骨折片，或因内固定而出现的过大间隙，都需要给予消除，植骨是其重要手段，否则，即会因不断重复的弯曲应力，致使钢板产生疲劳断裂，这是钢板固定失败常见原因。如蒋协远报道102例钢板治疗股骨干骨折失败原因中，有84例原手术复位固定后骨折端有超过2mm间隙或骨折部位内侧有骨缺损，且未植骨，结果招致内固定失败。另外，植骨后，于6周左右能形成连续两骨折端骨痂，产生一个生物接骨板效应，于6～10周即可发挥作用，从而减少钢板所承受的应用，减少钢板失效。

钢板固定原则：各种内固定物应用均有其固定方法与步骤，如果对方法不熟悉，图省事无故简化，或设备不全勉强使用，都可以使固定物的固定作用失效。例如：AO螺钉固定时，与普通钢板根本不同是具有充足的把持力。AO加压螺钉之所以能使骨折块之间形成加压，是依靠宽螺纹对远侧折块的把持力和借助螺钉在近侧折块钻孔内的滑移作用获得。皮质骨螺钉为非自攻式螺钉，其螺钉与螺纹径的差距较大（常用的皮质骨螺钉4.5mm，螺径仅为3mm），必须在钻孔（钻头3.2mm）后，选用丝锥攻丝，再顺势徐徐旋入螺钉，否则势必将钻孔挤压形成无数微骨折，从而使螺钉把持力大大削弱，实践中，此类错误仍不少见。动力性固定是依靠球形螺帽沿钢板钉孔之固定轨道旋转滚动下移，带动加压侧之骨块向骨折部移动，以产生折块间加压。加压侧之加压螺钉入骨的位置必须准确。因此，在钻孔时需用专门的偏心导钻。如果凭肉眼瞄准,很难不差分毫,如此则易造成螺钉无法滚动下滑直达底部。螺帽卡在钉孔边缘,不能完成加压。

(3)术后未能正确功能锻炼和过早完全负重:蒋协远等报道102例钢板固定失效者,其中56例(54.9%)钢板固定后不稳定,术后加用外固定或骨牵引,导致膝关节屈伸活动受限,在功能锻炼时增加了骨折端应力,造成钢板固定失效。开始功能锻炼的时间以及锻炼的方法决定于患者体重,术前膝关节活动情况和术中内固定稳定程度等因素。绝不能因钢板本身材料强度高,而骨折端未获加压就过早、过多地活动,反之,邻近关节处于正常活动范围,可以减少骨折端应力,起到间接保护钢板的作用。另外患者在术后3个月内完全负重,也是导致钢板失效原因。文献报道:股骨新鲜骨折的平均愈合时间为14~15周,近4个月。所以3个月内避免负重。另外,指导病人部分负重逐步过渡到完全负重。主要依据骨折愈合进展情况,只有在临床和X线都证实骨折已愈合时,才能完全负重。

2.髓内钉固定失败 髓内钉固定术是本世纪治疗骨折取得的最大进展之一,而带锁内钉是近30年来,由于生物力学发展,X线影像增强设备的改进及推广,手术器械更新及骨科手术技术的完善,给这个古老方法注入活力成为目前治疗股骨骨折主要方法之一,但内固定松动或失效率仍高达8%~10%。主要原因如下:

(1)适应证选择不当:带锁髓内钉治疗股骨干骨折较普通髓内钉使用范围明显扩大,适用于小转子以下,距膝关节间隙9cm以上各种类型的股骨干骨折。但在适应证选择上,必须考虑锁钉的位置,由于近端锁钉通过大小转子,因此大小转子必须完整,否则近端锁钉起不到固定作用。同时,骨折线不能太靠近股骨远端,否则远端锁钉控制旋转及短缩能力减弱。尤其靠近骨折远近端的裂纹骨折,普通X线片显示不清,有可能造成内固定失效。因此,对此类病人,术前可做CT检查,确定骨折范围,以免适应证选择不当,造成手术失败。

（2）术中内固定置入错误

1）近端锁钉放置失败：近端锁钉的植入因有定位器及其相适应的器械，一般无困难，但当瞄准器松动或反复应用瞄准器变形，锁钉也有可能从主钉锁孔的前方或后方穿过，不能起到固定作用。Shifflett 等报道，84 例股骨干骨折中有 2 例近端锁钉未穿过锁钉孔，预防方法：放置近端锁钉前一定要拧紧主钉与定位器的连接杆，以免松动造成定位器不准；在放置锁钉前，正位透视下主钉近端的锁孔内、外缘应各有一半月形切迹，若锁钉穿过主钉的锁孔，半月形切迹消失。侧位透视，锁钉与主钉应完整重叠，见不到锁孔。

2）远端锁钉放置失败：因目前尚无理想的远端锁钉的定位器，故远端锁钉的放置是手术中较困难的一步。Wiss 等报道了 112 例粉碎性骨折干骨折中有 1 例远端锁钉未通过锁钉孔；同一作者报道 95 例股骨转子下骨折，用 G-K 钉固定亦有 3 例远端锁钉未通过锁钉孔。预防方法：主钉在打入髓腔过程中，钉体可能会发生轻微的扭曲、变形，造成锁钉孔相应发生改变。在正常情况下，用 C 型臂机、X 型机侧位观察远端锁钉孔，钉孔呈正圆时，髓钉放置比较容易，否则应适当调整 C 型臂机，X 型机与股骨远端的角度，或改变肢体的位置，以使钉孔在荧光屏上呈现正圆时为止，经验少的医生应特别注意。目前文献报道放置远端锁钉方法比较多，均可参考使用，作者认为应以徒手尖锥法较实用，即 C 型臂机 X 线机监视下，当锥尖放到圆的中心时，垂直敲，这时助手固定位患肢，以免因肢体晃动造成锥尖移位。

3）术后主钉的断裂及锁钉的退出或断裂

①主钉断裂：髓内钉是通过股骨中轴线固定，应力分布比较均匀，应力遮挡作用小，主钉断裂的机会相对比较少，股骨发生骨折后，其外侧为张应力，内侧为压应力，带锁髓内钉虽然通过股骨中轴线固定，但在骨折端，钉受到向内弯曲应力的影响，尤其粉碎性骨折者，钉体受到应力较大，另外受钉的质量影响及术后过早负重均易造成主钉断裂。预防方法：手术时尽量减少对骨折端血循环的破坏；若为萎缩性骨折不

愈合应植骨;用普通髓内钉固定失败后改用带锁髓内钉内固定时应选较前者粗 1mm 髓内钉;对于粉碎骨折或第二次手术的骨折应适当延长不负重时间,应在骨折端出现桥形骨痂后逐渐增加负重;选择动力型或静力型固定一定要适当。

②髓钉的退出及断裂:近端锁钉是通过大、小转子固定的,和肢体承重方向有一定夹角,虽退出可能性不大,但有可能发生断裂。发生螺钉断裂和退出原因:过早负重,螺纹和主钉锁孔缘卡件,负重时锁钉易发生断裂,锁钉退出均发生在远端锁钉,其原因是安放远端锁钉时遇到困难,反复钻孔,造成骨孔过大,锁钉松动。预防方法:无论动力型或静力型固定,没有达到骨性愈合前,患肢不能完全负重,以防锁钉断裂;主钉要有足够长度,应在股骨远端安置远端锁钉。

3.感染

(1)原因:较复杂,术后发生深部感染都是严重的并发症。内固定的感染率闭合骨折约为 0.5%,开放骨折术后的感染率为 2%～3%。在开放损伤时,由于治疗时间过晚,或清创不彻底往往发生局部感染。闭合骨折感染的原因虽多为医源性,如手术过程中及使用器械或敷料消毒不严密,手术时间及创伤严重,都可成为感染因素,但确定比较困难。

(2)临床表现

急性期:是指内固定术后 2 周内出现感染。疼痛和发热是常见症状。血沉和 C 反应蛋白升高,X 线片没有明显变化。

亚急性期:2 周后临床症状消失,患者诉含糊的深部搏动疼痛,可局限在骨折部位。可存在 2 种形式:手术切口处发热和剧痛,炎症的症状很少或仅有轻度疼痛。实验室检查血常规、血沉和 C 反应蛋白异常。X 线片在内固定的螺钉周围有明显透亮区,骨折端经常可以看到骨质吸收,皮质骨溶解等骨髓炎的早期征象。

慢性期骨不连:感染性不愈合可持续数月甚至数年,伤口慢性流脓、骨折端疼痛、内固定失效。X 线片表现典型的不愈合征象,骨折端分离,髓内固定物明显松动。

慢性期骨愈合:骨折已愈合但感染仍存在。

(3)辅助检查

1)实验室检查:急性反应期如血沉及C反应蛋白升高,若感染长期存在则可出现白细胞计数升高并出现贫血。在张力最大或炎症部位穿刺培养可明确诊断。

2)放射学检查:在X片上看到髓腔的变化最早也需要几周时间。开始是在骨折部位皮质密度轻微减低,随着感染的发展,在内固定物和锁定螺丝周围可看到透亮区,以后在骨折部位可出现皮质骨内膜呈扇形溶解,骨膜反应可延伸到骨折端的一定距离,常与骨痂或骨膜新生骨相混淆,更严重的骨吸收提示深部感染。

(4)治疗:股骨干骨折术后感染的外科治疗原则如下:①所有骨和软组织炎性组织必须清除。②稳定的固定是控制感染和骨愈合关键。③内固定容易被多糖蛋白复合物所覆盖,这种复合物中可隐藏细菌并促进生长,因此取出内固定可看成是去除感染源。④如果是髓内钉固定,整个髓内钉在髓腔的位置及锁定螺钉周围皆属于感染灶,因此取钉后用小的髓腔挫行髓腔清创是有效的。⑤使用足量的细菌培养敏感的抗生素。股骨干骨折术后感染的外科治疗分阶段进行,具体方法如下:

急性期:积极的治疗可保证骨的存活和固定物的稳定。手术切口或炎症最重要的部位的引流是第一步,同时静脉使用抗生素。髓内钉感染可考虑使用髓腔减压,在骨折端或其他部位切开清创,如果脓性分泌物多可进行灌洗,取出远端的1枚锁定螺钉,使液体从骨折端和钉孔流出来,之后螺丝钉重新置入。实心髓内钉应在钉周围冲洗。所有伤口均应畅开二期愈合。松动的髓内钉及螺钉必须更换以提供足够的稳定性,因为骨折部位稳定性对愈合和控制感染是重要的。若髓腔感染仍无法控制则可考虑拆除髓内钉改用外固定支架等固定。静脉给予敏感的抗生素,直到感染得到控制,通常需2~4周,之后再口服抗生素1个月。

亚急性期:在亚急性期主要问题是早期骨髓炎及骨愈合不完全。

一些患者临床和放射学征象少,单独应用静脉抗生素就有效,但大部分患者需要进一步治疗。固定牢固的骨折应清创,静脉应用抗生素 2～4 周或直到临床症状消失,继续口服抗生素一段时间。固定不牢固、有明显放射学变化的骨折通常有明确感染,应行清创,取出固定物,留置冲洗引流管。髓内感染要全长扩髓,通常扩大直径 1～2mm 或在髓腔挫的沟槽中可看到正常的骨屑,然后重新置入髓内钉和锁定螺钉,骨折断端的切口应开放延迟闭合。也可以在扩髓后用外固定架,对于严重扩散的髓腔感染和需对骨广泛清创的骨折来说,外固定架比髓内钉更佳,并同时局部应用抗生素。静脉抗生素持续 6 周后改口服。

慢性期骨不连:治疗的基本原则是:骨与软组织彻底清创,固定骨折,促进愈合,根治感染。

慢性期骨愈合:小块骨感染仅需取内固定物、简单的髓腔冲洗,不必长期应用静脉抗生素;广泛的髓腔感染则应取出内固定物、冲洗和静脉抗生素。

4.延迟愈合和不愈合　　延迟愈合和不愈合是高能量的骨干骨折后常见的并发症。近来越来越多的报道以不扩髓髓内钉来治疗高能量的骨干骨折,它可提供足够的机械稳定性,对软组织和骨内血供损伤最小。但一部分文献指出常需再次手术植骨促进愈合。

(1)原因:延迟愈合和不愈合是骨折治疗中常见的并发症,其原因可分为两方面:①局部创伤因素:软组织损伤严重,骨血供受损,如三段或粉碎性骨折等。②医疗因素:主要的为内固定物的松动、弯曲和断裂,原因有内固定物选择不当、手术技术不合要求、内固定物质量差、强度不够、缺乏合理功能锻炼。

(2)临床表现:延迟愈合和不愈合的临床表现,肢体局部水肿持久存在,压痛长期不消失,甚至在一个时期反而突然加重。X 线片上可显示软骨成骨的骨痂出现晚而且少,并长期不能连续,骨折端的吸收更为明显,间隙增宽,边缘因吸收而模糊。在骨膜断裂的一侧,骨端变圆。至于不愈合,除临床上有骨折端之间的异常活动,X 线片上显示:骨端硬化,髓腔封闭;骨端萎缩疏松,中间存在较大间隙;骨端硬化,相互成杵臼状假关节。

(3)治疗:延迟愈合通常与骨折未能得到稳定的固定和创伤或手术造成的局部血运障碍有关。治疗时必须改善固定方式,以维持骨折端的稳定,并鼓励病人做肌肉收缩活动来改善局部血液循环。若钢板对侧有骨缺损,则必须植骨。股骨的不愈合治疗则取决于它的病理特点。肥大型的骨折不愈合,表明骨折区有良好的血运和成骨能力,骨折不愈合是由于固定不良造成,改善固定条件是绝对必要,往往可采用加压内固定的方式使骨折达到稳定的固定骨折即可愈合。萎缩型骨折不愈合,常由于感染所致,局部血运和成骨能力极差,除须牢固的固定外,植骨是绝对必要的。对于具有窦道的感染性骨折不愈合,通常采用先闭合伤口的方法,待感染稳定半年后再重新内固定和植骨。目前由于抗菌技术的进展,也可采用更为积极的治疗方法,在扩创的同时局部植入直径小于5mm的松质骨块或骨条。骨折常用外固定架固定,能闭合伤口者,可用灌洗的方法来控制感染,不能闭合伤口者可开放换药,直至伤口闭合,骨折常在3～6个月愈合,有文献报告20余例均取得成功。在有大块骨缺损的情况下,可采用大块植骨加松质骨植骨,或可采用Ilizallov骨节段移位和延长方法,文献报告有较多成功病例,值得推荐。

5.畸形愈合　股骨畸形愈合很常见,通常是由于不对称肌力的牵拉,重力作用造成的成角畸形,最常见的是向前外成角,形成向内翻的弧度,其原因是由于外展肌和屈髋肌的牵拉接近骨折端向前外移位,内收肌的牵拉将远骨折端向内移位所造成。骨折畸形愈合常见于用石膏或牵引治疗的方法,尤其再骨折牢固愈合前负重极易发生。一般骨折有向前15°成角尚可接受,可由髋膝活动来代偿,而向外弧度则不能接受,膝关节将承受过度的不正常的负荷。成角畸形在骨折尚未牢固愈合前可用石膏楔形切除或折骨术来纠正,过大的畸形则须手术来纠正和内固定。下肢短缩不应超过2cm,否则步行将出现明显的跛行。

6.膝关节功能障碍　股骨干骨折后的膝关节功能障碍是常见的并

发症,其发生的主要病理改变是由于创伤或手术所致的四头肌损伤,又未能早期进行四头肌及膝关节的功能锻炼,膝关节长期处于伸直位,以至在四头肌和骨折端间形成牢固的纤维性粘连。术中可见股中间肌瘢痕化,且与股骨间形成牢固的粘连。粘连之股中间肌纤维在膝关节伸直位时处于松弛状态,屈曲时呈现明显紧张。其他病理改变有膝关节长期处伸直位固定而造成四头肌扩张部的挛缩。关节内的粘连则常由于长期制动造成浆液纤维素性渗出所致,粘连主要位于髁间窝和髌上囊部位,有时甚至是膝关节功能障碍的主要原因。治疗主要通过伸膝装置粘连松解。伸膝装置松解术适应证:股骨干骨折后膝关节僵直1年,非手术无效者,如超过2年以上者效果较差,注意患者对膝关节屈曲活动能满足维持正常步态,但从坐位至直立位双膝必须有110°屈曲功能。伸膝装置松解术,主要是解除关节内、外粘连及解决股四头肌特别是股中间肌底挛缩,达到功能恢复的目的。

手术中和手术后应注意以下几点:

(1)切口选择:髌前直切口位,易发生术后切口裂开,可以改用髌前S形延长切口,或髌骨内外侧切口,减少张力,同时间断采用粗丝线缝合。

(2)彻底松解粘连:对关节外粘连,除非股直肌确实短缩和严重影响屈膝,不要轻易延长,但对挛缩的股中间肌可以采用髌骨止点切断或多段切开,挛缩严重的可切除;对股内、外侧肌挛缩,可以从髌骨止点切断,后移缝在股直肌上;不切断股内外侧肌止点,术后伸膝力恢复较好,可保持屈膝90°,扩张部呈横行切开至胫腓侧副韧带为止,术后翻转部分肥厚扩张部,封闭关节腔。对关节内粘连主要采用手法松解,徐徐松解至最大限度,最好达到140°,最低达到90°~100°,这样术后一般能保留85°左右。

(3)止血、防止再粘连:有的作者主张尽可能不用止血带,避免术中遗留小出血点,引起术后血肿。作者采用气囊止血带控制下,无血操作,锐性解剖,移除止血带后,彻底电凝止血,术后加压包扎,负压引流48h。

(4)改善关节功能：术中股骨前部注意保留一层纤维或骨膜，必要时可置入生物膜衬垫，将创伤组织隔开，避免粘连，以改善术后关节功能，医用生物膜是一种稳定无生活力的高分子聚合物组织材料，其光滑面与组织不相粘连，粗糙面与组织愈合良好，防止粘连已取得满意结果，另外注意扩张部应尽可能在屈曲位缝合。

(5)功能锻炼：术后采用持续被动活动(CPM)，强调缓慢持续而逐渐增大膝关节的屈曲度，使膝关节修复后的新生组织逐渐松弛，符合弹性延伸的生物力学原则，也可以使纤维化的组织在持续的张应力下逐渐松弛，从而防治手术创面形成新粘连和再挛缩，克服术后膝关节回缩现象。CPM使用每日至少4～8h，可分2次或3次进行，一般前3天控制在40°～70°，第4天后逐渐增加至最大范围，持续1周左右。1周后应该开始主动运动锻炼，进行主动肌肉收缩及膝屈伸活动锻炼，以防肌肉萎缩及最大限度恢复关节屈伸活动。

7.再骨折　文献报告约在9%～15%，防止再骨折的有效措施是逐渐增加骨折部位的应力，使骨小梁结构能按所受应力方向排列，得到良好塑性。在骨折牢固内固定后，由于应力遮挡或钢板下血运障碍所致的骨质疏松，该部位骨的修复往往须较长时间，根据临床和实验观察表明，内植物取出通常须在18个月以上，取出钢板处骨组织再按所受应力塑性。为防止钢板取出后再骨折应有2～3个月的保护，避免激烈运动，以防再骨折。再骨折的治疗：Carr报告6%是闭合方法，1%用开放方法治疗，由于它是一种应力骨折，用负重石膏支具或单纯内固定维持对线即可，无须植骨。

(六)儿童股骨干骨折的治疗

儿童股骨干骨折由于愈合迅速，自行塑性能力较强，牵引和外固定治疗常不易引起关节僵硬。因而儿童骨折应行保守治疗。儿童股骨干骨折后的塑性能力，年龄越小，骨折部位越近于干骺端，其畸形方向与关节轴活动一致，塑性能力为最强，而旋转畸形难以塑性，应尽量避免。

儿童股骨干骨折的另一个重要特点是,常因骨折的刺激可引起肢体生长过速,其可能的原因是由于在骨折后邻近骨骺的血液供应增加之故。至伤后2年,骨折愈合,骨痂重新吸收.血管刺激停止,生长即恢复正常。在手术内固定后,尤为髓内钉固定患肢生长也可加速,因此在骨骺发育终止前,应尽可能避免内固定。

Shapiro观察74例13岁以下儿童股骨干骨折,从伤后3个月骨愈合时至骨发育成熟节段做了临床及X线测量,作者发现股骨平均过度生长是0.92cm(0.4～2.7cm),82%的患儿有胫骨过度生长,平均是0.29cm(0.1～0.5cm)。78%患儿过度生长发生在伤后18个月,85%的患儿在3年6个月终止,但仍有9%过度生长可持续至骨生长期终止,一般在骨折18个月后,过度生长较为缓慢。根据以上儿童股骨干骨折的特点,骨折在维持对线情况下,短缩不超过2cm,无旋转畸形,均可被认为达到功能要求,避免采用手术治疗。手术适应证严格限制在下列范围:①有明显移位和软组织损伤的开放骨折。②合并同侧股骨颈骨折或髋关节脱位。③骨折端间有软组织嵌入。④伴有周身其他疾病,如痉挛性偏瘫或全身性骨疾病。⑤多发性损伤,为便于护理。儿童股骨干骨折的治疗方式,应根据其他年龄、骨折部位和类型,采用不同的治疗方式。

1.小夹板固定法　对无移位或移位较少的新生儿产伤骨折,将患肢用小夹板或圆形纸板固定2～3周。对移位较多或成角较大的骨折,可稍行牵引,再行固定。因新生儿骨折愈合快,自行矫正能力强,有些移位、成角均可自行矫正。

2.悬吊皮牵引法　适用于3～4岁以下患儿,将患儿的两下肢用皮肤牵引,两腿同时垂直向上悬吊,其重量以患儿臀部稍稍离床为度。患肢大腿绑夹板固定。为防止骨折向外成角,可使患儿面向健侧躺卧。牵引3～4周后,根据X线片显示骨愈合情况,去掉牵引。儿童股骨横行骨折,常不能完全牵开而呈重叠愈合。开始虽然患肢短缩,但因骨折愈合期,血运活跃,患骨生长加快,约年余下肢可等长。

3.水平皮牵引法　适用于5～8岁的患儿,用胶布贴于患肢内、外两侧,再用螺旋绷带包扎。患肢放于枕上小型托马夹板上,牵引重量为2～3kg。如骨折重叠未能牵开,可行两层螺旋绷带中间夹一层胶布的缠包方法,再加大牵引重量。对股骨上1/3骨折,应屈髋、外展、外旋位,使骨折远端对近端。对下1/3骨折,需尽量屈膝,以使膝后关节囊、腓肠肌松弛,减少骨折远端向后移位的倾向。注意调整牵引针方向、重量及肢体位置,以防成角畸形。4～6周可去牵引,X线片复查骨愈合情况。

4.骨牵引法　适用于8～12岁的病人。因胫骨结节骨骺未闭,为避免损伤,可在胫骨结节下2～3横指处的骨皮质上,穿牵引针,牵引重量为3～4kg,同时用小夹板固定,注意保持双下肢股骨等长,外观无成角畸形即可,患肢位置与皮肤牵引时相同。

第四节　膝关节外伤性脱位

与膝关节其他损伤相比,脱位相对少见;然而,有些膝关节脱位,由于在就诊前多自行复位而永远得不到诊断。急性膝关节脱位,因为畸形、疼痛和肿胀,诊断常显而易见。在有自发性复位的肥胖患者和多发伤的患者,诊断可能更难。不能正确诊断膝关节脱位会减少腘动脉损伤的诊断率,造成灾难性的并发症。

一、分类

对膝关节脱位有不同的分类,包括开放或闭合、高速或低速和可复位或不可复位的。还根据胫骨相对于股骨的位置分类(前、后、内、外或旋转)。

二、血管损伤

创伤性膝关节脱位的诊断和治疗的首要任务不是韧带而是肢体的血管情况。在膝关节脱位中,腘血管的损伤是常见的,尤其在前脱位,因为相对固定的腘血管受到牵拉,致使内膜破裂及可能继发血管堵塞。在文献中报告的腘动脉损伤的发生率接近 25％。损伤后 6~8h 内手术修复血管效果最好,但 8h 后试图修复血管则有 86％的截肢率。当首次接诊时,如患者肢体的周围循环减弱,应尽快将脱位复位,然后再仔细评价肢体的循环状态。在伤后头 48~72h,应密切观察肢体可能由于内膜撕裂造成症状加重和引起血栓形成。对任何血循环有疑问或外周无脉搏的患者均应尽快行股动脉造影或多普勒检查。

三、其他伴随损伤

除了腘血管外膝周其他结构的损伤可能是广泛和严重的。在所有的报告中均涉及到常常发生的髁间嵴骨折和其他的骨软骨骨折、半月板撕裂和腓神经损伤。若没有前后交叉韧带的损伤可能也不发生膝关节脱位;然而,在膝伸直位向前或后脱位的患者,一定的内侧和外侧的稳定性可能还会保留,因为股骨髁上的交叉韧带被干净地剥离时,关节囊和副韧带还会附着,当复位时,又回到原位。膝关节脱位累及 ACL的接近 50％,多发生于股骨附着和胫骨附着处。膝关节脱位时 75％PCL 从其股骨附着撕脱,其次是韧带中部撕裂和胫骨附着处的撕脱。

膝关节脱位伴神经损伤占 16％~40％。通常为腓神经损伤,接近一半的神经损伤导致永久的神经功能缺陷。Montgomery 等报告 43 例膝关节脱位的患者中,发生腓神经和胫神经损伤的占 30％。

四、治疗

对确诊的膝关节脱位患者,现在大多数主张早期行韧带修复或重建,积极的康复,尤其是年轻活动多的患者。

膝关节复位后,应该对其不稳定性做出判断,需要仔细观察复位后的 X 线相,确定复位为解剖复位。有时后外侧脱位复位时,内侧关节囊和胫侧副韧带结构被嵌在关节内。X 线相会提示轻度的非解剖复位,常沿着内侧关节线出现小的凹陷、皱纹或沟,需要立即切开复位。其他需要立即手术的指证包括动脉损伤、开放性损伤和小腿的筋膜间室综合征。

当闭合解剖复位成功后,在最稳定的位置用后石膏托固定膝关节;最好采用屈膝 30°～45°,因为这时后关节囊、后外侧和后内侧角的结构靠拢,消除腘血管的张力。避免用管型石膏,以便密切观察神经血管状态。如 72h 后血管状态保持稳定,建议用手术方法修复或重建所有破裂的关节囊、副韧带和交叉韧带。对常坐位的生活方式的老年人和对肢体生理要求很少的患者,用闭合的保守方法可达到满意的结果,但对要求最大稳定功能的年轻人采用早期修复或重建破裂的结构是有益的。

当血管造影确认循环损伤和异常时,立即修复损伤的腘血管可能挽救肢体。由于非手术治疗而耽误或期望关节周围侧支循环会提供足够的外周循环的想法都是在冒险。在 6h 内进行血管修复的截肢率接近 6%。在 8h 内进行修复的截肢率升为 11%,延迟到 8h 后修复的截肢率为 86%,血管损伤不修复的截肢率为 90%。需要修复腘血管时,建议不同时进行广泛的韧带重建。当显露腘动脉时可简单地缝合几针后关节囊,但广泛的修复和重建应予推迟。副韧带和关节囊结构的修复和交叉韧带的修复或重建可在血管修复 2 周后安全有效地进行。那时以前的手术切口应已愈合,腘动脉已完整的建立,韧带组织的质量仍可满意进行重建或修复。一般来说，早期修复损伤较外侧和后外侧延迟重建的效果更好。

第五节　胫骨平台骨折

胫骨平台骨折是膝关节创伤中最常见的骨折之一。膝关节遭受内/外翻暴力的撞击、或坠落造成的压缩暴力等均可导致胫骨髁骨折。由于胫骨平台骨折是典型的关节内骨折，其处理与预后将对膝关节功能产生很大的影响。同时，胫骨平台骨折常常伴有关节软骨、膝关节韧带或半月板的损伤，遗漏诊断和处理不当都可能造成膝关节畸形、力线或稳定问题，导致关节功能的障碍。因此，对于胫骨平台骨折的诊断与处理是膝关节创伤外科中的重要课题。

一、分类及处理原则

胫骨平台骨折的分类方法很多。最简单的分类方法是将平台骨折分为无移位骨折、压缩骨折及劈裂—压缩骨折，即 Roberts 分类。更详细的分类方法被大多学者接受的是 Hohl 分类法。其将胫骨髁部骨折按照骨折部位和程度分为以下 6 种类型。

1.第 1 型——单纯外侧平台劈裂骨折　典型的楔形非粉碎性骨片被劈裂，向外向下移位。这种骨折常见于无骨质疏松的较年轻患者。如果有移位，可用两枚横向的松质骨螺丝钉固定。

2.第 Ⅱ 型——外侧平台劈裂、塌陷骨折　平台外侧楔形劈裂骨折并伴有关节面塌陷，塌陷骨片进入关节线平面以下。这类骨折常见于老年人，如塌陷大于 8mm 或有不稳定时，大多数需要做切开复位，抬高塌陷的平台，在下方进行骨移植，骨折用松质骨螺丝钉固定，外侧皮质用支持接骨板固定。

3.第 Ⅲ 型——单纯中央塌陷骨折　此型为单纯中央塌陷骨折，其关节面被冲击进入平台,外侧皮质骨仍保持完整,常见于遭受垂直暴力者。如果塌陷严重或在应力下显示不稳,关节骨片应抬高,并做骨移植术,然后用外侧皮质支持接骨板做支撑。

4.第Ⅳ型——内侧平台骨折　这类骨折可以是单纯楔形劈裂,也可为粉碎性或塌陷骨折。胫骨棘通常也能受到影响,骨折有成角内翻倾向,须做切开复位并用内侧支持接骨板和松质骨螺丝钉固定。

5.第Ⅴ型——双髁骨折　两侧胫骨平台劈裂,其特征是胫骨骺端和骨干仍保持连续性。两髁部可用支持接骨板和松质骨螺丝钉固定。

6.第Ⅵ型——伴有干骺端和骨干分离的平台骨折　胫骨髁部的第Ⅵ型骨折是指胫骨近端楔形或斜形骨折并伴有一侧或两侧胫骨髁部和关节面骨折,干骺部和骨干分离标志着这是一种不稳定型骨折,可采用牵引治疗。如果有双髁骨折,任何一侧均可做支持接骨板和松质骨螺丝钉固定。

但 AO 的分类可能更为合理,其将其分为三大类,包括 9 型,即:①关节外骨折;②部分关节骨折;③完全关节内骨折。

二、治疗前评价

准确地判断关节面骨折塌陷的形状和程度是非常必要的。正位、侧位、两侧斜位 X 线片及断层摄片对这些骨折的评价是很有价值的,用断层摄片可以较好地显示关节面塌陷的形状和程度。必要时通过 CT 扫描包括三维重建技术可以获得更确切的诊断信息。胫骨平台关节面通常向后倾斜 $10°\sim15°$,正位 X 线片时使射线球管向足部倾斜 $10°\sim15°$,能较好地显示胫骨平台。

要了解侧副韧带损伤的情况,可做应力下 X 线片检查。髁部骨折整复以后,韧带周围的局部反应和持续的不稳定即提示有损伤或撕裂。应力位摄片与正常膝关节做比较,可以检查韧带的完整性。不稳定常由韧带破裂、关节面塌陷或骨折片的移位所导致。目前据报道,在胫骨平台骨折中有10%～30%伴有韧带损伤。不管何种损伤,关节受损的情况都可能比X线片所示广泛。1个或2个交叉韧带附着的骨组织可能被撕脱,成为关节内游离骨片。半月板边缘可被撕裂,其一部分或全部都可嵌入于粉碎骨片之间。因此,对平台骨折的诊断应包括完整而全面的检查。

三、处理

对胫骨平台骨折的处理的关键是恢复胫骨关节面和关节的稳定性。根据具体情况采用手术重建及坚固的内固定、闭合牵引下的手法整复和石膏固定等措施。仔细的术前评价和慎重地选择治疗方案,对胫骨平台骨折处理的预后将产生直接的影响。

(一)非手术处理方法

对无明显移位的劈裂骨折或单纯外侧平台的轻微压缩骨折通过保守治疗可以获得良好的效果。处理步骤如下:

1.复位前摄片　根据阅片结果决定是否需要麻醉下手法复位。

2.复位　牵引下施加内翻应力可通过外侧副韧带的牵张力使轻度压缩的外侧平台复位,通常可在膝关节腔内局麻或腰麻下进行;必要时可施行经皮的橇拨复位及使用压缩器。

3.制动　平台骨折复位后避免纵向压缩力是至关重要的。使用长腿石膏或使用可调节的膝关节支具在限制全范围的ROM的条件下避免负重6～8周。

4.康复训练　康复训练应该是从受伤后就开始的训练过程。包括股四头肌的训练和晚期的ROM训练。

(二)手术治疗方案

对无法通过保守治疗措施获得良好复位和固定的胫骨平台骨折,或伴有严重的韧带损伤的患者,应考虑手术治疗方案。手术时机一般应在受伤后的12小时内,或延迟5～7天在水肿及软组织反应消失后进行。

【胫骨外侧平台骨折】

胫骨外髁骨折通常由膝关节外翻而损伤,膝内侧的肌肉、韧带阻止胫骨髁和股骨髁分离,股骨外髁向下撞击于胫骨外髁负重关节面,关节面中央部塌陷进入海绵状的干骺端骨内,胫骨关节面外侧边缘向外裂开成 1 个或多个骨片,或纵形延伸入胫骨干骺部,形成 1 个较大的外侧骨片,从侧向观呈三角形,其基底部向远侧。通常此骨片由腓骨连接保持在关节平面,偶尔外髁骨折还可伴有腓骨颈部骨折。

1.手术方法　切口起自髌骨上缘外侧 2.5cm,弧形向后外侧到胫骨结节外侧关节线远端大约 10cm 处,在腓骨头前面。将外侧部皮瓣和皮下组织一起翻开,直到腓骨头和整个外侧关节面被显露。在 Gerby 结节相当于髂胫束的止点凿去一小片骨片,将髂胫束向近侧翻起,切开关节囊,如半月板没有损伤或仅有周围分离应予保留。切开半月板冠状韧带,充分显露髁部,将此韧带向股骨髁部翻转,用内翻应力显露外髁关节面。如半月板已撕裂,须做半月板切除或缝合术。为了显露外侧平台纵形骨折,在前外侧做 1 个倒"L"形切口,剥离伸肌起点。切口的水平部从胫骨结节向外侧延伸大约 2.5cm,其垂直部向远侧延伸 5～7.5cm 到胫骨嵴外侧,翻转外侧肌群直到显露骨折。拉开外侧骨片可看到胫骨嵴的中央部,外侧骨片可像书页一样翻开,显露塌陷的关节面及中央塌陷的松质骨,在塌陷的骨片下插入骨膜剥离器,慢慢地抬起关节面,再挤压松质骨使其复位。这样就形成 1 个大空腔,必须填入松质骨。不同类型的植骨都可采用,全层髂骨移植具有横向皮质支持作用。用刮匙或骨膜剥离器将移植骨紧密填塞,然后再使胫骨外髁骨片与关节面骨片互相咬合,关节面外侧缘必须整复以能支持股骨髁部。骨片抬高整复后,用几枚小的克氏针做暂时性的固定。AO"T"形钢板可用于胫骨髁部前外侧,其轮廓与髁部和近侧骨骺部相适合。若对合恰当,用合适长度的松质骨螺丝钉将接骨板固定于髁部并与对侧皮质相接合。如果骨折是由 1～2 块大骨片伴有少量粉碎性或无粉碎性骨折和中央部塌陷所组成,可用松质骨螺丝钉、螺栓在骨片整复后做固定。如外侧皮质骨脆弱及骨质疏松,使用垫圈可防止螺钉头或钉陷入骨组织以致失去固定作用。使用具有拉力作用的螺钉非常重要,为使定位准确,使用 AO 中空螺钉固定是很好的选择。螺钉的长度必须足够,以能与对侧髁部确实衔接。螺丝钉从外侧骨片的外侧进入,方向和胫骨长轴相垂直,拧向后内侧。如果是广泛性的粉碎性骨折或骨质疏松,应加用"T"形支持接骨板,并用松质骨螺丝钉穿过,以保证取得坚固的固定。若半月板周围有分离,应小心地与冠状韧带相缝合,然后将髂胫束复位,并用"U"形钉固定。如果骨折周围边缘有轻度移位及髁部中央塌陷,则在关节面远侧大约 1.3cm 处的髁部皮质上开窗,然后在该处插入 1 个小骨刀或骨膜剥离器,进入髁下的松质骨区,将塌陷的关节面撬到正常平面,再用移植的松质骨填充缺损。也可采用骨栓将平台加压固定。

2.术后处理　根据固定的稳定情况,必要时将膝关节置于屈曲 45°的石膏托或支具中,3～4 天后,如创口愈合良好,可去除石膏托,做理疗和股四头肌操练,并逐步进行主动或被动活动。患者可扶杖活动,但 3 个月内应避免完全负重。如果半月板周围已做广泛的缝合,则须制动 3 周,然后再开始做功能锻炼。

【胫骨内侧平台骨折】

胫骨内髁劈裂骨折如需切开复位、撬起髁部及内固定,方法同外侧平台骨折一样,对劈裂压缩骨折和内髁塌陷骨折应撬起骨片,填充骨缺损处,并用 AO 钢板固定。接骨板可弯曲形成胫骨干骺部和内髁的弧度,在接骨板近侧部用松质骨螺丝钉固定,远侧部用皮质骨螺丝钉固定。

【胫骨髁部骨折手术中的韧带修复】

胫骨髁部骨折伴有侧副韧带和交叉韧带损伤较单纯损伤为多见,如果不治疗会造成膝关节不稳定,即使髁部骨折愈合,也会遗留晚期的关节不稳。在胫骨平台骨折的病例中,以内侧副韧带损伤最为多见,常伴有无移位的胫骨外髁骨折或部分压缩的胫骨外髁骨折。应力位 X 线片对做出诊断非常重要。如果胫骨髁间嵴骨折并有移位，应该及时手术，做复位及内固定。内侧副韧带修复须另做切口。若韧带已修复，髁部骨折已固定，将膝关节用大腿石膏固定，屈膝 45°。术后用长腿石膏固定两周，直到拆线，再改用膝关节支具，允许膝关节屈曲，防止完全伸直，支具保持 6 周，以后再进行全范围的 ROM 功能锻炼。

【胫骨平台粉碎性骨折】

胫骨近端粉碎性骨折影响两侧髁部必须做手术整复。骨折通常呈"Y"形，伴有两侧髁部移位，骨折中间部可进入关节内髁间嵴区。

1.*手术方法*　可选用前外侧切口，起自髌骨外上方 3cm 处，沿髌骨外侧及髌腱呈弧形向远侧，经过胫骨结节再向远侧延伸一定长度使足以显露近侧胫骨骨干，鉴别髌前滑囊间隙，在其下形成皮瓣并向内、外两侧翻开，显露整个髌腱及胫骨近端，再将髌腱连同胫骨结节骨片一起向近侧翻转，显露关节内侧和外侧两个间隔，整复关节面，用几枚克氏针做临时性固定，然后将 AO 的"T"形钢板置于胫骨干骺部内侧，接骨板的下端置于胫骨干内侧，接骨板要有足够长度，以能达到固定的目的。在"T"形接骨板近侧部用几枚松质骨螺丝钉固定，远侧部用皮质骨螺丝钉固定。必要时再以 1 个较小的"T"形接骨板置于外侧，去除做临时固定的克氏针。如果半月板被保留，可将其缝合于冠状韧带。将髌腱置回原处，并使连接在韧带上的骨片塞入胫骨结节，用螺丝钉或"U"形钉将其固定。对严重塌陷的高龄患者，也可以骨水泥充填，另加牵拉螺钉。间断缝合关节囊，缝合皮下组织及皮肤。

2.*术后处理*　将肢体置于大腿石膏托，屈膝 30°，3～4 天后如创口愈合良好，将膝关节置于伸直位，可开始做轻度活动。3 周后如膝关节活动逐渐改善，可改用大腿支具，10～12 周后才可负重活动。

【髌骨及髂骨移植重建胫骨平台关节面】

1952 年，Wilson 和 Jacob 介绍了将髌骨切除用做胫骨平台关节面重建治疗胫骨外髁粉碎性骨折，Jacob 报道了 13 例手术经验，其结果均满意,在一般情况下膝关节不痛、稳定、伸展完全、屈曲从 500 到正常。这个方法主要用于严重的髁部塌陷和粉碎性骨折,但不能作为常规方法。

【人工膝关节置换术】

对重度且难以手术整复的关节面粉碎性骨折,可预计到其关节功能丧失的患者,可根据为人工膝关节置换术的相对适应证。但应根据胫骨平台骨质的缺失程度选择合适类型的假体。

【关节镜下胫骨平台骨折的整复与固定】

对于非粉碎性胫骨平台骨折,关节镜监视下的整复与同定手术可以获得理想的效果。因其创伤小、干扰轻、手术精确和良好的功能恢复受到关节镜专业医师的推崇。通常在常规关节镜入路下观察骨折面,通过挤压、撬拨及经辅助切口的抬高、植骨等操作使关节面复位,再经皮行克氏针固定,再以中空拉力螺钉沿克氏针固定骨块。

【胫骨平台骨折的经皮内固定】

胫骨髁部骨折如能取得满意的闭合复位,经皮插入 Knowles 钉或松质骨螺丝钉,可获得足够的固定和早期进行主动性锻炼。这个方法尤其适用于不能进行广泛的手术复位内固定者,特别是老年患者,或是局部皮肤条件不适宜做手术治疗者。患者经麻醉后 C 臂 X 线机控制下进行手法复位,如果取得整复,再在 X 线电视机控制下,于骨折髁部的皮下做两个小切口,插入 Knowls 钉或拉力螺丝钉,并使其到达对侧皮质。

第六节　跟骨骨折

一、解剖特点

1.跟骨是足部最大一块跗骨,是由一薄层骨皮质包绕丰富的松质骨组成的不规则长方形结构。

2.跟骨形态不规则,有6个面和4个关节面。其上方有三个关节面,即前距、中距、后距关节面。三者分别与距骨的前跟、中跟、后跟关节面相关节组成距下关节。中与后距下关节间有一向外侧开口较宽的沟,称跗骨窦。

3.跟骨前方有一突起为跟骨前结节,分歧韧带起于该结节,止于骰骨和舟骨。跟骨前关节面呈鞍状与骰骨相关节。

4.跟骨外侧皮下组织薄,骨面宽广平坦。其后下方和前上方各有一斜沟分别为腓骨长、短肌腱通过。

5.跟骨内侧面皮下软组织厚,骨面呈弧形凹陷。中1/3有一扁平突起,为载距突。其骨皮质厚而坚硬。载距突上有三角韧带、跟舟足底韧带(弹簧韧带)等附着。跟骨内侧有血管神经束通过。

6.跟骨后部宽大,向下移行于跟骨结节,跟腱附着于跟骨结节。其跖侧面有2个突起,分别为内侧突和外侧突,是跖筋膜和足底小肌肉起点。

7.跟骨骨小梁按所承受压力和张力方向排列为固定的2组,即压力骨小梁和张力骨小梁。2组骨小梁之间形成一骨质疏松的区域,在侧位X线片呈三角形,称为跟骨中央三角。

8.跟骨骨折后常可在跟骨侧位X线片上看到2个角改变。跟骨结节关节角(Bohler角),正常为25°～40°,由跟骨后关节面最高点分别向跟骨结节和前结节最高点连线所形成的夹角。跟角交叉角(Gissane角),由跟骨外侧沟底向前结节最高点连线与后关节面线之夹角,正常为120°～145°。

二、损伤机制

跟骨骨折为跗骨骨折中最常见者,约占全部跗骨骨折的60%。多由高处跌下，足部着地，足跟遭受垂直撞击所致。有时外力不一定很大，仅从椅子上跳到地面，也可能发生跟骨压缩骨折。跟骨骨折中，关节内骨折约占75%，通常认为其功能恢复较差。所有关节内骨折都由轴向应力致伤，如坠伤、跌伤或交通事故等，可能同时合并有其他因轴向应力所致的损伤，如腰椎、骨盆和胫骨平台骨折等。跟骨的负重点位于下肢力线的外侧，当轴向应力通过距骨作用于跟骨的后关节面时，形成由后关节面向跟骨内侧壁的剪切应力。由此造成的骨折（原发骨折线）几乎总是存在于跟骨结节的近端内侧，通常位于Gissane十字夹角附近，并由此处延伸，穿过前外侧壁。该骨折线经过跟骨后关节面的位置最为变化不定，可以位于靠近载距突的内侧1/3，或位于中间1/3，或者位于靠近外侧壁的外侧1/3。如果轴向应力继续作用，则出现以下2种情况：内侧突连同载距突一起被推向远侧至足跟内侧的皮肤；后关节面区形成各种各样的继发骨折线。前力的骨折线常延伸至前突并进入跟骰关节。Essex Lopresti将后关节面的继发骨折线分为两类：如果后关节面游离骨块位于后关节面的后方和跟腱止点的前方，这种损伤称为关节压缩型骨折；如果骨折线位于跟腱止点的远侧，这种损伤称为舌形骨折。

三、分类

跟骨骨折根据骨折线是否波及距下关节分为关节内骨折和关节外骨折。

关节外骨折按解剖部位可分为：①跟骨结节骨折；②跟骨前结节骨折；③载距突骨折；④跟骨体骨折。

关节内骨折有多种分类方法。过去多根据X线平片分类，如最常见的Essex Lopresti分类法把骨折分为舌形骨折和关节压缩型骨折。其他人根据骨折粉碎和移位情况进一步分类，如Paley分类法等。

根据 X 线平片分类的缺点是不能准确地了解关节面损伤情况,对治疗和预后缺乏指导意义。因此,大量 CT 分类方法应运而生。现将较常见的 Sanders 分类法介绍如下:

其分型基于冠状面 CT 扫描。在冠状面上选择跟骨后距关节面最宽处,从外向内将其分为三部分 A、B、C,分别代表骨折线位置。这样,就可能有四部分骨折块,三部分关节面骨折块和二部分载距突骨折块。

Ⅰ型:所有无移位骨折。

Ⅱ型:二部分骨折,根据骨折位置在 A、B 或 C 又分为ⅡA、ⅡB、ⅡC 骨折。

Ⅲ型:三部分骨折,根据骨折位置在 A、B 或 C 又分为ⅢAB、ⅢBC、ⅢAC 骨折。典型骨折有一中央压缩骨块。

Ⅳ型:骨折含有所有骨折线。

四、临床表现及诊断

跟骨骨折是足部的常见损伤,以青壮年伤者最多,严重损伤后易造成残疾。外伤后后跟疼痛,肿胀,踝后沟变浅,瘀斑,足底扁平、增宽和外翻畸形。后跟部压痛,叩击痛明显。此时即高度怀疑跟骨骨折的存在。

X 线对识别骨折及类型很重要。X 线检查:跟骨骨折的 X 线检查应包括 5 种投照位置。侧位像用来确定跟骨高度的丢失(Bohler 角的角度丢失)和后关节面的旋转。轴位像(或 Harris 像)用来确定跟骨结节的内翻位置和足跟的宽度,也能显示距骨下关节和载距突。足的前后位和斜位像用来判断前突和跟骰关节是否受累。另外,摄一个 Broden 位像用来判断后关节面的匹配,投照时,踝关节保持中立位,将小腿内旋 40°,X 射线管球向头侧倾斜 10°～15°。特殊的斜位片能更清

楚地显示距骨下关节。如果医生治疗此类骨折的经验比较丰富,三种
X线影像可能即已足够,但是,为了对损伤进行全面的评估,通常需要
CT扫描检查。应该进行2个平面上的扫描:半冠状面,扫描方向垂直
于跟骨后关节面的正常位置;轴面,扫描方向平行于足底。CT检查更
清晰显示跟骨的骨折线及足跟的宽度,CT扫描结果现已成为骨折分类
的基础和依据。此外,跟骨属海绵质骨,压缩后常无清晰的骨折线,有
时不易分辨,常须根据骨的外形改变、结节关节角的测量来分析和评价
骨折的严重程度。

五、治疗

各类型跟骨骨折治疗共同的目标如下:①恢复距下关节后关节面
的外形;②恢复跟骨的高度(Bohler角);③恢复跟骨的宽度;④腓骨肌
腱走行的腓骨下间隙减压;⑤恢复跟骨结节的内翻对线;⑥如果跟骰关
节也发生骨折,将其复位。制定治疗计划时尚需考虑病人年龄、健康状
况、骨折类型、软组织损伤情况及医生的经验。

1.跟骨前结节骨折　跟骨前结节骨折易误诊为踝扭伤,骨折后距
下关节活动受限,压痛点位于前距腓韧带2cm,向下1cm处。无移位骨
折采用石膏固定4～6周。骨折块较大时,行切开内固定;陈旧骨折或
骨折不愈合有症状时,可手术切除骨折块。

2.跟骨结节骨折　跟骨结节骨折有2种类型:一种是腓肠肌突然猛
烈收缩牵拉跟腱附着部,发生跟骨后撕脱骨折;另一种为直接暴力引起
的跟骨后上鸟嘴样骨折。治疗骨折无移位或少量移位时,用石膏固定
患肢于跖屈位6周。若骨折块超过结节的1/3,且有旋转及严重倾斜,
或向上牵拉严重者,可手术复位,螺丝钉固定。术时可行跟腱外侧直切
口,以避免手术瘢痕与鞋摩擦。术后用长腿石膏固定于屈膝30°跖屈
位,使跟腱呈松弛状态。

3.载距突骨折　单纯载距突骨折很少见。无移位骨折可用小腿石膏固定6周。移位骨折可手法复位足内翻跖屈,用手指直接推挤载距突复位。较大骨折块时也可切开复位。骨折不愈合较少见,不要轻易切除载距突骨块,因为有可能失去弹簧韧带附着而致扁平足。

4.跟骨体骨折　跟骨体骨折因不影响距下关节面一般预后较好。骨折机制类似于关节内骨折,常发生于高处坠落后。骨折后可有移位。如跟骨体增宽,高度减低,跟骨结节内外翻等。此类骨折除常规X线片外,还应做CT检查,以明确关节面是否受累及骨折移位情况。骨折移位较大时,可手法复位并石膏外固定,或切开复位内固定。

5.关节内骨折　关节内骨折是跟骨中最常见的类型,治疗意见分歧较大:

(1)保守疗法:适用于无移位或少量移位骨折,或年龄大、功能要求不高或有全身并发症不适于手术治疗的病人。鼓励早期开始患肢功能运动及架拐负重。此法可能遗留足跟加宽、结节关节角减少、足弓消失及足内外翻畸形等。

(2)骨牵引治疗:跟骨结节持续牵引下,按早期活动原则进行治疗,可减少病废。

(3)闭合复位疗法:病人俯卧位,在跟腱止点处插入1根斯氏针,针尖沿跟骨纵轴向前并略微偏向外侧,达后关节面下方后撬起。撬拨复位后再用双手在跟骨部做侧方挤压,侧位及轴位透视,位置满意后,将斯氏针穿入跟骨前方。粉碎骨折时,也可将斯氏针穿过跟骰关节。然后用石膏将斯氏针固定于小腿石膏管型内。6周后去除石膏和斯氏针。此方法适用于某些舌状骨折。

(4)切开复位术:适用于青年人,可先矫正跟骨结节关节角,及跟骨体的宽度,再手术矫正关节面。做跟骨外侧切口,将塌陷的关节面撬起,至正常位置后,用松质骨填塞空腔保持复位。术后用管型石膏固定8周。若固定牢固,不做石膏外固定,疗效更满意(图4-1)。

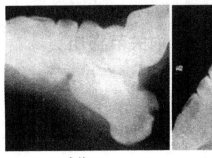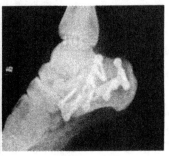

术前   术后

图 4-1 跟骨骨折术前和术后

6.严重粉碎骨折 严重粉碎骨折,年轻病人对功能要求较高时,切开难以达到关节面解剖复位,非手术治疗又极有可能遗留跟骨畸形而影响功能,一期融合并同时恢复跟骨外形可以缩短治疗时间,使病人尽快地恢复工作。在切开复位时,亦应有做关节融合术的准备,一旦不能达到较好复位,也可一期融合距下关节。手术时用磨钻磨去关节软骨,大的骨缺损可植骨,用钢板维持跟骨基本外形,用 1 枚 6.5mm 或 7.3mm 直径全长螺纹空心螺钉经导针固定跟骨结节到距骨。

六、并发症及后遗症

1.伤口皮肤坏死,感染 外侧入路 L 形切口时,皮瓣角部边缘有可能发生坏死,应注意:术中延长切口时,小心牵拉软组织并保持为全厚皮瓣至关重要;外侧皮缘下应放置引流以防止形成术后血肿;延迟拆除缝线,甚至达 3 周以上,在此期间不应活动以减轻皮瓣下的剪切力;围手术期常规应用抗生素。一旦出现坏死,应停止活动。如伤口感染,浅部感染,可保留内植物,伤口换药,有时需要皮瓣转移。深部感染,需取出钢板和螺钉。

2.距下关节和跟骰关节创伤性关节炎 由于关节面骨折复位不良

或关节软骨的损伤,距下关节和跟骰关节退变产生创伤性关节炎。关节出现疼痛及活动障碍。可使用消炎止痛药物、理疗、支具和封闭等治疗。如症状不缓解,应做距下关节或三关节融合术。

3.足跟痛　可由于外伤时损伤跟下脂肪垫或骨刺形成所致,也可因跟骨结节的骨突出所致。可用足跟垫减轻症状,必要时行手术治疗。

4.神经卡压　神经卡压较少见,胫后神经之跖内或外侧支以及腓肠神经外侧支,可受骨折部位的软组织瘢痕卡压发生症状,或手术损伤形成神经瘤所致。非手术治疗无效时,必要时应手术松解。

5.腓骨长肌腱鞘炎　跟骨骨折增宽时,可使腓骨长肌腱受压,肌腱移位,如骨折未复位,肌腱可持续遭受刺激而发生症状,必要时可手术切除多余骨质,使肌腱恢复原位。也可因术中外侧壁掀开时,损伤腓骨肌腱,有限的骨膜下剥离及仔细牵拉可避免此并发症。

6.复位不良和骨折块再移位　准确恢复跟骨结节到合适外翻对线是基本要求,术中应多角度拍摄 X 线片以避免此并发症。如果负重过早会导致主要骨折块的移位,病人至少应在 8 周内禁止负重以避免该并发症。

第五章 骨折的康复

第一节 骨与关节损伤的康复

根据骨与关节损伤的病理及治疗,康复分3期。

一、早期康复

伤后或手术后3～6周以内,主要创伤病理改变为软组织肿胀及软组织愈合,创伤疼痛引起反射性肌肉痉挛,肢体肿胀,骨折未愈合,活动关节的杠杆不稳,以及外固定的限制,妨碍了受伤关节或伤肢关节的活动。康复措施以治疗为主导,在医师指导下进行锻炼。

1.抬高患肢、消除肿胀。

2.肢体末端的关节,进行活动锻炼,如手指、足趾。固定肢体中的肌肉,行等长收缩,每日进行多次,每次15～20min,每次约行100次的收缩。这在早期康复中甚为重要,患肢肌肉收缩,可促进肢体的静脉及淋巴回流,减少肌肉间的粘连,消除肿胀;又可减慢肌肉萎缩,给骨折处以生理压力有利其愈合,有利于以后的功能恢复。

3.骨干骨折两端关节或骨折关节的活动,需视治疗及固定方法的不同而有不同的锻炼方式。

(1)行坚强内固定的骨折,如股骨干骨折行髓内针固定,于手术创伤疼痛缓解之后,即可开始练习关节活动,由10°～20°活动范围开始,逐渐加大，在骨折愈合之前，关节活动范围多可接近或达正常。

（2）有效的外固定，如胫腓稳定骨折行小夹板固定、小腿骨折或截骨术用外固架固定之后，均较稳定，可以早期开始膝关节与踝关节的活动练习。

（3）行牵引治疗的股骨干骨折、肱骨髁上骨折等，可在牵引下做小范围的关节活动。

（4）连续被动活动（CPM）：CPM是一新的生物学概念，即在连续被动活动作用下加速关节软骨以及周围韧带、肌腱的愈合和再生，可用于股四头肌成形等手术后早期关节活动。

二、中期康复

自伤后3～6周起至8～10周左右。软组织已愈合但发生粘连，骨折有的已愈合，有的尚未愈合仍有外固定，被固定的关节其关节囊、韧带等粘连或挛缩，肢体肌肉明显萎缩，力量减弱但尚未挛缩。此期康复目的是恢复肌力及活动关节。

康复锻炼方法：骨折基本愈合除去外固定者，逐渐增加肌力锻炼，肌力达Ⅲ级以上后，逐步增加抗阻力锻炼。关节活动锻炼在肌力控制之下，逐步增加活动范围。由于骨折初步愈合，强力屈曲关节或被动屈伸关节应当慎重。

尚带有外固定的病例，锻炼的方式同早期康复者，不过此时肢体肿胀消退，以练习肌肉力量与末端关节活动为主。

三、晚期康复

此期骨折已愈合并除去外固定，主要病理改变是关节内、外软组织粘连，韧带挛缩，肌肉萎缩与挛缩。康复的目标是增强肌力、克服挛缩与活动关节。

1.肌力的锻炼　　骨折愈合后,肌力达Ⅲ级者,其增强肌力的措施主要是在抗阻力下进行锻炼,如简单地提重物、踢沙袋、划船、蹬车等,既提高了病人锻炼的兴趣,又有客观的记录,便于评价。

2.关节活动练习

(1)主动关节活动:对不同的关节,练习活动的方法和范围有所不同。髋关节以伸、屈为主,同时练习内收、外展与内、外旋转,直到能盘腿坐;膝关节主要为伸屈活动,应先练伸直,以便能稳定站立;踝关节则以90°位为主,有足下垂者首先练到此位,再练背屈与跖屈;上肢肩关节的活动范围大,练习的重点是外展与上举,其他范围练习也要进行;肘关节以伸屈为重点,但屈曲比伸直对日常生活更为重要;腕关节背屈为功能位,首先练习达到此位;前臂的旋转活动对各种生活、工作都是重要的,要采取多种锻炼方式来达到。应定期测量关节活动的范围,客观记录以便比较。

(2)被动活动:此处所指的是自身控制的被动活动,例如膝关节屈曲障碍者,患者可坐于床上屈膝,双手合抱住小腿前面中下部,以双臂的拉力将膝关节被动屈曲。每日上、下午各锻炼1～2h,被动屈膝的力量及程度,患者本人可以控制。

(3)主动控制下有节律地主动、被动交替活动练习:主要用于膝关节屈曲与肘关节伸直。此种锻炼的前提是:肌力达Ⅳ级以上,关节有一定活动度,有一定耐力,能控制不使重量被动加于关节以致损伤。强度由小开始,逐步加大。

3.理疗　　如电、热、超声等治疗,可缓解疼痛促进血运,作为功能锻炼的辅助方法,但切勿过度。

4.手法松解　　对于关节粘连与肌肉挛缩较重者,自己锻炼效果甚微者,可行手法松解。但应有先决条件:①骨折已愈合坚实,手法松解时不致发生再骨折;②身体不能太虚弱,有主动锻炼能力;③肌力在Ⅲ级以上;④能积极配合,术后能忍痛锻炼。但该方法存在有一定风险,应慎重。

方法：以膝关节为例，于麻醉下行手法松解，术者抱住小腿以双臂之力或加躯干力，使膝被动屈曲，当听到组织撕裂声并膝关节屈曲角度增加时，谓之奏效。

第二节 手部损伤的康复

一、手与上肢功能

手的基本功能分为三个方面：①抓握功能，包括捏、握物体，握拳等；②非抓握功能，包括手指的钩子作用如提箱子，敲击功能如打字、弹钢琴等；③感觉功能，如手分辨物体的实质感、触、温感等。手要完成有目的的动作，也离不开上肢肩、肘关节及前臂的活动，故稳定无痛而灵活的上肢，是完成手功能所必需的。

二、手部损伤的康复

手部损伤的康复主要是一些手部慢性病变状态的康复治疗。

1.急慢性水肿　许多创伤、感染及疾患使手部组织水肿，是手部功能障碍的重要原因。水肿使手部重要组织肿胀增厚、活动困难，且渗出物机化很快，使各组织互相粘连、僵硬，僵硬的组织可变得疼痛，影响活动。手部创伤或手术后，常将手固定制动，而固定又增加僵硬，两者互为影响，形成恶性循环。早期控制水肿及练习活动，是打破恶性循环的重要方法。

康复治疗：应用夹板或石膏托，将腕关节保持在功能位，而掌指关节与指间关节不能固定，使各指处于屈曲位做伸直与屈曲活动。敷料包扎勿过紧，一般不应包扎手指，各手指间用一层细网眼纱布隔开，鼓励病人活动未固定的手指。为了活动上肢，每日应经常将手举过头顶数次。抬高患肢及活动上肢与手,是防治水肿的基本方法。

慢性水肿,以至瘢痕期发生了粘连,其康复较为困难,需要物理治疗、职业治疗及特殊支具治疗。开始治疗仍为抬高患肢、主动活动手指,可间断穿戴弹性手套、袖套,利用练习工具练习更易引起锻炼的兴趣。

2.疼痛及过敏　手部创伤与疾患常伴有明显疼痛。此乃因手部神经末梢丰富,感觉神经末端的位置表浅,特别是在桡侧与尺侧。疼痛有不同的表现:灼性神经痛主要见于战伤,主要神经如正中神经枪伤后,可发生灼性神经痛;神经痛见于手指神经损伤及桡、尺神经在腕部的损伤。还可发生反射性交感性营养不良(RSD)。RSD综合征可分为3期:Ⅰ期为伤后数日至数周,其表现为表浅血流增加、手水肿、潮红、温热,指甲及毛发生长加快,肌肉无力,活动时疼痛加重、骨质稀疏。Ⅱ期,发病后3个月转入第Ⅱ期,其特点为皮肤凉白,有时青紫,水肿变结实,脱毛,指甲发脆,关节活动受限。第Ⅲ期表现为皮肤萎缩、手指软组织萎缩、不可忍受的疼痛、关节僵硬、严重骨质疏松。在3个月之内认识本症是重要的。一旦病程演变到晚期,出现固定性疼痛则预后较差,一般说60%可以自行恢复,40%需进一步治疗。

3.关节活动丧失　手部水肿及手指关节的固定,可以导致关节挛缩。当关节的韧带处于松弛位置,水肿、纤维蛋白沉积则使韧带缩短,掌指关节韧带挛缩则掌指关节过伸而不能屈曲,指间关节屈曲不能伸直。预防的办法是伤后将腕关节固定在背屈功能位,而掌指关节保持屈曲、指间关节伸直或在10°~15°屈曲位。

一旦关节僵硬,治疗方法有非手术治疗,包括:①病人主动活动手指各关节,对轻度及中度挛缩有效;②应用动力性支具协助锻炼;③佩戴弹性带支具,定期更换以牵开挛缩。非手术治疗无效者,可行手术治疗,如掌指关节侧副韧带切除。

三、锻炼方法

1.腕关节的功能锻炼　　正常活动度为背伸 $50°\sim80°$,掌屈 $40°\sim70°$,尺偏 $20°\sim40°$,桡偏 $10°\sim30°$。

锻炼方法有:用健手帮助患手腕做背伸、掌屈、尺偏和桡偏活动。用两手背相对推压以练习掌屈,两手掌相对推压则练习背伸。将手掌平放桌面上使前臂垂直于桌面则练习了背伸。锻炼应注意循序渐进。

2.掌指关节和指间关节功能锻炼　　第 $2\sim5$ 指各关节的屈曲以指尖达掌横纹为正常。指间关节伸直为 $0°$,掌指关节多有过伸。

锻炼方法最简单者为用力握拳与伸指。用一系列不同粗细的圆棍,最细如铅笔,从抓握粗棍开始,逐渐达到握住最细的。

练习对掌捏物可用一组大小不同的物体,例如橡皮、钮扣、铜钱、曲别针等,练习捏起上述物体,从大到小等。

3.肌力的锻炼　　除抓握物体、伸指等锻炼外可利用提拉重锤、抓哑铃、弹簧拉力计等进行。每日将手举过头顶 $25\sim50$ 次可预防肩僵硬。

参考文献

1.李增春,陈峥嵘,严力生,匡勇.现代骨科学创伤骨科卷(第2版).北京:科学出版社,2014

2.曾炳芳.OTC中国创伤骨科教程.上海:上海科学技术出版社,2015

3.公茂琪,蒋协远.创伤骨科.北京:中国医药科技出版社,2013

4.侯海斌.骨科常见病诊疗手册.北京:人民军医出版社,2014

5.周君琳,刘清和,许猛子.骨折与关节损伤.北京:化学工业出版社,2012

6.潘志军,陈海啸.临床骨科创伤疾病学.北京:科学技术文献出版社,2010

7.施密斯,麦基.创伤骨科手术技术.北京:北京大学医学出版社,2012

8.布鲁斯·D·布朗纳,杰西·B·朱庇特,艾伦·M·莱文.创伤骨科学·成人卷.天津:天津科技翻译出版社,2015

9.张铁良,刘兴炎,李继云.创伤骨科学.上海:第二军医大学出版社,2009

10.田伟,王满宜.骨折(第2版).北京:人民卫生出版社,2013

11.钟俊,彭昊,李皓桓.骨科康复技巧.北京:人民军医出版社,2013

12.王茂斌.康复医学科诊疗常规.北京:中国医药科技出版社,2012

13.马泳丽.上肢骨折手术患者采取不同剂量瑞芬太尼联合臂丛神经阻滞麻醉.世界最新医学信息文摘,2017,17(89):83

14.万峰格,邹吉锋,曹海云,田静娟,焦瑞娜.上肢骨折患者术后伤口感染细菌种类与药敏分析.中华医院感染学杂志,2017,27(09)：
2068-2071

　　15.柏松,骆立晖,吴春云,李宗保.下肢骨折外固定器固定术后发生
针孔感染的危险因素分析.中国骨伤,2016,29(02):154-156